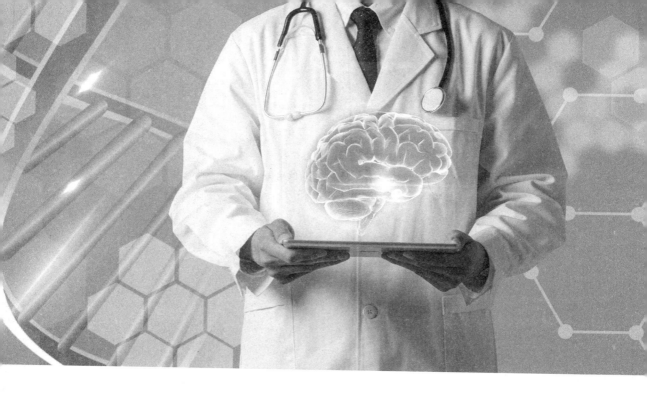

心脑血管疾病诊疗学

XINNAOXUEGUANJIBINGZHENLIAOXUE

主编 黄 烁 闫新社 李 玥

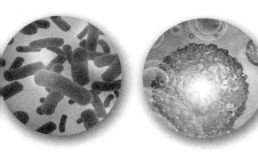
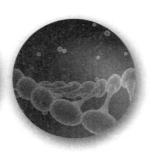

U0345655

江西·南昌

江西科学技术出版社

图书在版编目（CIP）数据

心脑血管疾病诊疗学/黄烁, 闫新社, 李玥主编
. –南昌：江西科学技术出版社, 2019.8（2023.7重印）
ISBN 978–7–5390–6891–6
Ⅰ.①心… Ⅱ.①黄… ②闫… ③李… Ⅲ.①心脏血
管疾病 – 诊疗②脑血管疾病 – 诊疗 Ⅳ.①R54②R743

中国版本图书馆CIP数据核字（2019）第149281号

国际互联网（Internet）地址：
http://www.jxkjcbs.com
选题序号：**KX2019052**
图书代码：**B19123–102**

心脑血管疾病诊疗学　　　　　　　　　　　　　　黄烁　　闫新社　李玥　　主编

出版 发行	江西科学技术出版社
社址	南昌市蓼洲街2号附1号
	邮编：330009　电话：（0791）86623491　86639342（传真）
印刷	永清县晔盛亚胶印有限公司
经销	各地新华书店
开本	787 mm×1092 mm　1/16
字数	164千字
印张	9.5
版次	2019年8月第1版　2023年7月第2次印刷
书号	ISBN 978–7–5390–6891–6
定价	45.00元

赣版权登字–03–2019–203

前　言

都市男女的饮食结构和生活方式随着都市生活日新月异的现代化进程变得花样繁多,在这些令人眼花缭乱的变化中,心脑血管疾病高发率、低龄化等现象的不断加剧给我们众多的非健康生活方式敲响了警钟。高血脂和高血压是引起心脑血管疾病的两大因素,长期的高血压会引起血管壁内皮细胞的破损,导致血栓生成,阻碍血液循环,造成组织的供血不足,增加了心肌梗死、脑血栓、脑栓塞的突发率,同时也会导致粥样动脉硬化的发生,阻碍血管的通透性,慢慢会使血管失去弹性而硬化,从而引发冠心病,严重的还会发生脑缺血。由此不难看出,降压、降脂在心脑血管疾病的预防和治疗中占据重要的地位。

随着对心脑血管疾病发生发展认识的不断加深,健康的饮食搭配和生活方式在预防心脑血管疾病的发生中有着重要的作用。传统中草药在防治心脑血管疾病中有着悠久的历史传承。《本草纲目》中所记载的银杏,葛根,丹参,五加等都具保护心脑血管的功效,国家已把预防心脑血管疾病列为中长期规划,经过多年的研究发现,五加中的短梗五加其深加工产品对心脑血管疾病食疗效果显著。

本书绪论部分对心脑血管基础理论与概念进行汇总与阐释,后分别对冠心病、心力衰竭、心律失常、高血压病、高脂血症、缺血性脑血管病、脑出血及其他脑血管病的病因症状、发病机制、检查诊断、治疗与预防进行了辩证研究。

由于本书包罗内容较多,涉及知识较烦琐,编写人员较多,各章节内容的格式、深度和广度可能并不一致,且谬误无可避免,敬请广大读者批评指正。

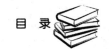

目 录

1 心脑血管基础   1

  1.1 心脏生理与功能 / 1

  1.2 心血管系统 / 17

  1.3 脑血管病的解剖和生理 / 29

2 冠心病   39

  2.1 冠状动脉解剖学 / 39

  2.2 冠脉循环 / 48

  2.3 动脉粥样硬化的形成的机理 / 50

  2.4 冠心病 / 59

  2.5 心绞痛 / 64

  2.6 急性心肌梗死 / 70

  2.7 心脏骤停与冠状动脉狭窄 / 77

  2.8 急性冠脉综合征 / 83

3 心力衰竭   92

  3.1 心力衰竭的流行病学 / 92

  3.2 老年心力衰竭 / 96

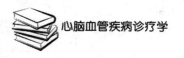
3.3 急性心力衰竭／112

3.4 慢性心力衰竭／116

4 缺血性脑血管病 118

4.1 缺血性脑血管病／118

4.2 脑梗死／121

4.3 脑血栓／132

4.4 脑卒中／140

结语 146

1　心脑血管基础

1.1　心脏生理与功能

1.1.1　基本含义

心脏是较高等动物循环系统中一个主要器官。主要功能是为血液流动提供压力,把血液运行至身体各个部分。人类的心脏位于胸腔中部偏左下方,体积约相当于一个拳头大小,重量约250克。主要由心肌构成,有左心房、左心室、右心房、右心室四个腔。左右心房之间和左右心室之间均由间隔隔开,故互不相通,心房与心室之间有瓣膜(房室瓣),这些瓣膜使血液只能由心房流入心室而不能倒流。心脏内的空腔再分为心房与心室,心房接纳来自静脉的回心血,心室则将离心血打入动脉。哺乳类和鸟类有二心房与二心室;爬虫类也有二心房与二心室,但二心室之间未完全分隔;两栖类有二心房与一心室;鱼类则只有一心房与一心室。

1.1.1.1　位置

心脏位于胸腔内,膈肌的上方二肺之间,约三分之二在中线左侧。心脏如一倒置的,前后略扁的圆锥体,像一个桃子。心尖钝圆朝向左前下方,与胸前壁邻近,其体表投影在左胸前壁第五肋间隙锁骨中线内侧 0.5~1.0cm 处,故在此处可看到或摸到心尖冲动。心底较宽,有大血管由此出入,朝向右后上方,与食管等后纵隔的器官相邻。

1.1.1.2　外形

心脏外形像个桃子,它的大小约和成年人的拳头相似,近似前后略扁的倒置圆锥体,尖向左下前方,底向右上后方。心脏外形可分前面、后面、侧面,左缘、右缘和下缘(即:一尖,一底,三面和三缘)。

(1)心尖

朝向左前下方,位于左侧第 5 肋间隙,在锁骨中线内侧 1~2cm 处。心尖由左心室构成。由于心尖邻近胸壁,因此在胸前壁左侧第五肋间常可看到或触到心尖的

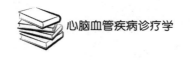

搏动。

（2）心底

朝右后上方，与出入心的大血管干相连，是心比较固定的部分。心底大部分由左心房，小部分由右心房构成，四条肺静脉连于左心房，上、下腔静脉分别开口于右心房的上、下部。在上、下腔静脉与右肺静脉之间是房间沟，为左右心房后面分界的标志。

（3）三面

若按两面的分法，心的胸肋面（前面）朝向前上方，大部分由右心室构成。膈面（下面）朝向后下方，大部分由左心室构成，贴着膈。

按三面的分法：心脏前面构成是右上为心房部，大部分是右心房，左心耳只构成其一小部分，左下为室部，2/3 为右心室前壁，1/3 为左心室。后面贴于膈肌，主要由左心室构成。侧面（左面），主要由左心室构成，只上部一小部分由左心房构成。

（4）三缘

心右缘垂直向下，由右心房构成。心左缘钝圆，主要由左心室及小部分左心耳构成，心下缘接近水平位，由右心室和心尖构成。

心脏右缘垂直钝圆，由右心房构成，向上延续即为上腔静脉。左缘斜向下，大部分为左心室构成，上端一小部分为左心耳构成。左心室比右心室的心壁较厚，因为左心室连接主动脉，主动脉压力大，因此左心室的心壁较厚。

心的表面有三条沟，前、后室间沟是左、右心室在心表面的分界线。

近心底处有横的冠状沟，绕心一圈，为心脏外面分隔心房与心室的标志。心脏的前、后面有前、后室间沟，为左、右心室表面的分界。

心脏表面靠近心底处，有横位的冠状沟几乎环绕心脏一周，仅在前面被主动脉及肺动脉的起始部所中断。沟以上为左、右心房，沟以下为左、右心室。在心室的前面及后（下）面各有一纵行的浅沟，由冠状沟伸向心尖稍右。

在心室的前面及后（下）面各有一纵行的浅沟，由冠状沟伸向心尖稍右方，分别称前后室间沟，为左、右心室的表面分界。左心房、左心室和右心房、右心室的正常位置关系呈现轻度由右向左扭转现象，即右心偏于右前上方，左心偏于左后下方。

心脏是一中空的肌性器官，内有四腔：后上部为左心房、右心房，二者之间有房间隔分隔；前下部为左心室、右心室，二者间隔以室间隔。正常情况下，因房、室间隔的分隔，左半心与右半心不直接交通，但每个心房可经房室口通向同侧心室。

右心房壁较薄。根据血流方向，右心房有三个入口，一个出口。入口即上、下腔静脉口和冠状窦口。冠状窦口为心壁冠状静脉血回心的主要入口。出口即右房室口，右心房借助其将血输入通向右心室。房间隔后下部的卵圆形凹陷称卵圆窝,为胚胎时期连通左、右心房的卵圆孔闭锁后的遗迹。右心房上部向左前突出的部分称右心耳。右心室有出入二口,入口即右房室口,其周缘附有三块叶片状瓣膜,称右房室瓣(即三尖瓣)。按位置分别称前瓣、后瓣、隔瓣。瓣膜垂向室腔,并借许多线样的腱索与心室壁上的乳头肌相连。出口称肺动脉口,其周缘有三个半月形瓣膜,称肺动脉瓣。

左心房构成心底的大部分,有四个入口,一个出口。在左心房后壁的两侧,各有一对肺静脉口,为左右肺静脉的入口;左心房的前下有左房室口,通向左心室。左心房前部向右前突出的部分,称左心耳。左心室有出入二口。入口即左房室口,周缘附有左房室瓣(二尖瓣),按位置称前瓣、后瓣,它们亦有腱索分别与前、后乳头肌相连。出口为主动脉口,位于左房室口的右前上方,周缘附有半月形的主动脉瓣。同侧的心房与心室相通。心脏的四个腔分别连接不同血管,左心室连接主动脉,左心房连接肺静脉,右心室连接肺动脉,右心房连接上、下腔静脉。

1.1.1.3　作用

心脏的作用是推动血液流动,向器官、组织提供充足的血流量,以供应氧和各种营养物质(如水、无机盐、葡萄糖、蛋白质、各种水溶性维生素等),并带走代谢的终产物(如二氧化碳、尿素和尿酸等),使细胞维持正常的代谢和功能。体内各种内分泌的激素和一些其他体液因素,也要通过血液循环将它们运送到靶细胞,实现机体的体液调节,维持机体内环境的相对恒定。此外,血液防卫机能的实现,以及体温相对恒定的调节,也都要依赖血液在血管内不断循环流动,而血液的循环是由于心脏"泵"的作用实现的。成年人的心脏重约300克,它的作用是巨大的,例如一个人在安静状态下,心脏每分钟约跳70次,每次泵血70毫升,则每分钟约泵5升血,如此推算一个人的心脏一生泵血所做的功,大约相当于将3万公斤重的物体向上举到喜马拉雅山顶峰所做的功。组成心脏的心肌有节律地收缩和舒张形成心脏的搏动。心肌收缩时,推动血液进入动脉,流向全身;心肌舒张时,血液由静脉流回心脏。所以,心脏的搏动推动着血液的流动,是血液运输的动力器官。

（1）传导系统

心脏壁内有特殊心肌纤维组成的传导系统,其功能是发生冲动并传导到心脏各部,使心房肌和心室肌按一定的节律收缩。这个系统包括:窦房结、房室结、房室束、位于室间隔两侧的左右房室束分支以及分布到心室乳头肌和心室壁的许多细支。窦房结位于右心房心外膜深部,其余的部分均分布在心内膜下层,由结缔组织把它们和心肌膜隔开。级成这个系统的心肌纤维聚集成结和束,受交感、副交感和肽能神经纤维

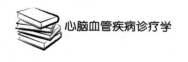

支配,并有丰富的毛细血管。根据研究,组成心脏传导系统的心肌纤维类型有以下三型细胞。

（2）循环系统

心脏位于胸腔内,左右两肺之间。收缩时如本人的拳头大小。心的前上面邻胸骨和肋软骨;后面为食管和胸主动脉;下面紧贴膈肌,上面为进出心脏的上腔静脉、主动脉和肺动脉。心表面有三条沟,冠状沟为心房与心室的表面分界,前、后纵沟为左右心室的表面分界。

心脏是一个中空的器官,其内部分为四个腔。上部两个为心房,由房中隔分为左心房和右心房;下部两个为心室,由室中隔分为左心室和右心室。左右心房之间,左右心室之间互不相通,而心房与心室之间有房室口相通。

（3）心脏示意图

心脏有节律地跳动,是由于心脏本身含有一种特殊的心肌纤维,具有自动节律性兴奋的能力。构成心脏的传导系统,它包括窦房结、房室交界、左右房室束和浦肯野纤维。

窦房结位于右心房接近上腔静脉入口处的心外膜下,含起搏细胞（P细胞）和过渡细胞,为正常起搏点。P细胞发生兴奋通过过渡细胞传至心房肌,使心房肌收缩。同时兴奋可经结间束下传至房室结。房室结位于房间隔下部,由房室结发出房室束进入心室。房室结将窦房结发出的冲动传至心室引起心室收缩。房室束进入室间隔分成左、右束支,分别沿心室内膜下行,最后以细小分支即为浦肯野纤维分布于心室肌。

房室交界包括房结区,结区和结希区三部分。房结区位于心房和结区之间,具有传导性和自律性。结区相当于光学显微镜所见的房室结,这里存在一些特殊的细胞,具有传导性,无自律性。结希区位于结区和希氏区之间,具有传导性和自律性。房室交界是心房和心室之间唯一的电通路。

（4）神经血管

心脏的血管（冠状血管）:①左冠状动脉:前降支:左圆锥支、斜角支、前室间隔支;旋支。②右冠状动脉。③心的静脉:心大、中、小静脉。

心脏的营养是由冠状循环血管来供应的。左右两支冠状动脉,分别起于主动脉起始部,右冠状动脉主要分布于右心房、右心室和室间隔后部,也分布于左心室后壁。左冠状动脉又分为两支,一支为降支,一支为旋支,它们分布于左心房、左心室和室间隔前部,也分布于右心室的前面。

心包是包绕心和出入心的大血管根部的浆膜囊,分壁层和脏层。脏层紧贴于心肌表面,并在大血管根部反折而移行于壁层,包在心的外面。壁层厚而坚韧,弹性小。在脏层和壁层之间有一个空隙,叫心包腔,内含少量浆液,有滑润作用,能减少心脏搏动时的摩擦。

在生命过程中,心脏始终不停地跳动着,而且很有规律。"心跳"实际上就是心脏有节奏的收缩和舒张。一般成年人每分钟心跳约 60～80 次,平均为 75 次。儿童的心率比较快,9 个月以内的婴儿,正常心律每分钟可达 140 次左右。

心脏一次收缩和舒张,称为一个心动周期。它包括心房收缩,心房舒张、心室收缩和心室舒张四个过程。

血液在心脏中是按单方向流动,经心房流向心室,由心室射入动脉。在心脏的射血过程中,心室舒缩活动所引起的心室内压力的变化是促进血液流动的动力,而瓣膜的开放和关闭则决定着血流的方向。心房开始收缩之前,整个心脏处于舒张状态,心房、心室内压力均都比较低,这时半月瓣(动脉瓣)关闭。由于静脉血不断流入心房,心房内压力相对高于心室,房室瓣处于开的状态,血液由心房流入心室,使心室充盈。当心房收缩时,心房容积减小,内压升高,再将其中的血液挤入心室,使心室充盈血量进一步增加。心房收缩持续时间约为 0.1 秒,随后进入舒张期。

心房进入舒张期后不久,心室开始收缩,心室内压逐渐升高,首先心室内血液推动房室瓣关闭,进一步则推开半月瓣而射入动脉,当心室舒张,心室内压下降,主动脉内血液向心室方向反流,推动半月瓣,使之关闭,当心室内压继续下降到低于心房内压时,心房中血液推开房室瓣,快速流入心室,心室容积迅速增加,此后,进入下一个心动周期,心房又开始收缩,再把其中少量血液挤入心室。可见在一般情况下,血液进入心室主要不是靠心房收缩所产生的挤压作用,而是靠心室舒张时心室内压下降所形成的"抽吸"作用。

心动周期中,由心肌本身的舒张和瓣膜的关闭以及血流冲击所产生的声音叫作心音。在一个心动周期中可听到"腾、嗒"两个心音。临床上把这两个声音分别叫第一心音和第二心音。

心瓣膜振动所发出的声音,在心音中占着主导地位,所以当心瓣膜发生故障时,在正常心音中就加入了异常声音,临床上称为"杂音",因而心音的听诊在心脏功能诊断上有着重要的意义。

心脏每收缩一次就有一定量的血液(约 60～80 毫升)输送到动脉,推动血液循环。每次心室收缩射出的血量称为每搏输出量。每分钟心脏射出的血量称为每分输出量。通常所谓心输出量,一般都指每分输出量而言。

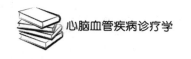

每分输出量＝每搏输出量×心跳频率

心脏位于胸腔的纵隔内,膈肌中心腱的上方,夹在两侧胸膜囊之间。其所在位置相当于第2～6肋软骨或第5～8胸椎之间的范围。整个心脏2/3偏在身体正中线的左侧。

心脏的外形略呈倒置的圆锥形,大小约相当于成年人的拳头。心尖朝向左前下方,心底朝向右后上方。心底部自右向左有上腔静脉、肺动脉和主动脉与之相连。心脏表面有三个浅沟,可作为心脏分界的表面标志。在心底附近有环形的冠状沟,分隔上方的心房和下方的心室。心室的前、后面各有一条纵沟,分别叫作前室间沟和后室间沟,是左、右心室表面分界的标志。左右心房各向前内方伸出三角形的心耳。心脏是肌性的空腔器官。与壁的构成以心脏层为主,其外表面覆以心外膜(即心包脏层),内面衬以心内膜,心内膜与血管内膜相续,心房、心室的心外膜、心内膜是互相延续的,但心房和心室的心肌层却不直接相连,它们分别起止于心房和心室交界处的纤维支架,形成各自独立的肌性壁,从而保证心房和心室各自进行独立的收缩舒张,以推动血液在心脏内的定向流动。心房肌薄弱,心室肌肥厚,其中左室壁肌最发达。

成体心脏内腔被完整地心中隔分为互不相通的左、右两半。每半心在与冠状沟一致的位置上,各有一个房室口,将心脏分为后上方的心房和前下房的心室。因此心脏被分为右心房、右心室、左心房和左心室。分隔左、右心房的心中隔叫房中隔;分隔左、右心室的叫室中隔。右心房、右心室容纳静脉性血液,左心房、左心室容纳动脉性血液。成体心脏内静脉性血液与动脉性血液完全分流。

右心房通过上、下腔静脉口,接纳全身静脉血液的回流,还有一小的冠状窦口,是心脏本身静脉血的回流口。右心房内的血液经右房室口流入右心室,在右房室口生有三尖瓣(右房室瓣),瓣尖伸向右心室,尖瓣藉腱索与右心室壁上的乳头肌相连。当心室收缩时,瓣膜合拢封闭房室口以防止血液向心房内逆流。右心室的出口叫肺动脉口,通过向肺动脉。在肺动脉口的周缘附有三片半月形的瓣膜,叫肺动脉瓣,其作用是当心室舒张时,防止肺动脉的血液反流至右心室。

左心房通过四个肺静脉口收纳由肺回流的血液,然后经左房室口流入左心室,在左房室口处生有二尖瓣(左房室瓣)。左心室的出口叫主动脉口,左心室的血液通过此口入主动脉,向全身各组织器官分布,在主动脉口的周缘也附有三片半月形的瓣膜,叫主动脉瓣。二尖瓣和主动脉瓣的形状、结构及作用与三尖瓣和肺动脉瓣的基本一致。

房室口和动脉口的瓣膜,是保证心腔血液定向流动的装置,当心室肌舒张时,房室瓣(三尖瓣、二尖瓣)开放,而动脉瓣(肺动脉瓣,主动脉瓣)关闭,血液由左、右心房流向左、右心室;心室肌收缩时则相反,房室瓣关闭,动脉瓣开放,血液由左、右心室泵入主动脉和肺动脉。这样形成了心脏内血液的定向循环,即:上、下腔静脉和冠状静脉窦→右心房→右房室口(三尖瓣开放)→右心室→肺动脉口(肺动肺瓣开放)→肺动脉→肺(经肺泡壁周围的毛细血管进行气体交换)→肺静脉→左心房→左房室口(二尖瓣开放)→左心室→主动脉口(主动瓣开放)→主动脉(通过各级动脉分布至全身)。

此外,下列结构对保证心脏正常活动也具有重要作用:

①心传导系统,它是由特殊的心肌纤维所构成,能产生并传导冲动,使心房肌和心室肌协调地规律地进行收缩。从而维持心收缩的正常节律。

②心脏的血管,心脏的动脉为发自升主动脉的左、右冠状动脉,其静脉最终汇集成冠状静脉窦开口于右心房。供给心脏本身的血液循环叫冠状循环。

(5)血液供应

心肌本身也要接受流经心房和心室血流的一小部分。一个动静脉系统(冠脉循环)向心肌提供富氧血液并将乏氧血液反流回右心房。分向心脏的左、右冠状动脉起源于主动脉起始部。由于收缩时心脏受到很大压力,因此大部分血液都在舒张期流经冠脉循环。

(6)出现问题

①呼吸会不顺畅,胸口会闷也会刺痛,刺痛的时间是短暂的,一发作几秒钟就过了,最多一分钟。

②严重了会从前胸痛到后背膏肓肩胛的地方,十天半个月会来一次,三、五个月发作一次,时间越短越严重。

③心脏不好会牵扯到左边手臂酸、麻、痛,因为我们心脏的神经与左手臂的神经是同一条,所以左边的心脏有问题会牵扯到左手臂。

④心脏也会牵扯到颈部僵硬、转动不灵活,早上起床脖子经常扭到;因为心脏有问题,颈动脉会狭窄,血液供应不顺畅,旁边的筋失血自然僵硬。

1.1.1.4 疾病症状

心脏疾病没有单一的特异症状,只是某些症状能提示心脏病存在的可能性,但当几种症状同时出现时,常能得出几乎肯定的诊断。医生首先通过病史和查体进行诊断。然后通过实验室检查来确诊、评估疾病的严重程度以及帮助拟定治疗计划。然而,有时严重的心脏病患者,甚至在疾病晚期也可能没有症状。常规健康体检或因其他疾病而就诊时亦可能不会发现这些无症状的心脏病。

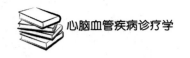

心脏疾病症状包括:某种类型的胸痛、气促、乏力、心悸(常提示心跳减慢、增快或不规则)、头晕目眩、晕厥等。然而,出现这些症状并非必然存在心脏病。例如:胸痛可能提示心脏病,但也可发生在呼吸系统疾病和胃肠道疾病。

(1)疼痛

心肌不能获得足够的血液和氧(称为心肌缺血)以及过多代谢产物堆积都能导致痉挛。常说的心绞痛就是由于心肌不能获得足够的血液供应而产生的一种胸部紧缩感或压榨感。然而,在不同的个体之间,这种疼痛或不适感的类型和程度都有很大的差异。有些患者在心肌缺血时,可能始终没有胸痛发生(称为隐匿性心肌缺血)。

如果其他肌肉组织(特别是腓肠肌)不能获得足够的血供,患者常在运动中感到肌肉紧缩感和乏力性疼痛(间歇性跛行)。

心包炎(心脏周围囊腔的炎症或损伤)所导致的疼痛常在病人平卧时加重,而在坐位或前倾位时减轻,运动不会使疼痛加重。由于可能存在胸膜炎,故呼吸可能会加重或减轻病人的疼痛。

当动脉撕裂或破裂时,病人出现剧烈锐痛,这种疼痛来去匆匆且可能与身体活动无关。有时这种病损可能发生在大动脉,特别是主动脉。主动脉的过度伸展或膨隆部分(动脉瘤)突然出现渗漏,或者内膜轻度撕裂,血液渗漏入主动脉夹层。这些损害可导致突然的严重疼痛。疼痛可发生在颈后、肩胛间区、下背部或腹部。

左心室收缩时,位于左心房和左心室之间的一组瓣膜可能会脱向左心房(二尖瓣脱垂),这种病人有时可出现短暂发作的刺痛,通常这种疼痛位于左乳下,且与体位和活动无关。

(2)气促

气促是心力衰竭的常见症状,是液体渗出到肺脏中肺泡间质的结果,称为肺充血或肺水肿,类似于溺水。在心力衰竭的早期,气促只出现在体力活动时。随着心衰的加重,轻微活动时也发生气促,直至静息状态下都出现气促。卧位时液体渗到整个肺脏,而站立位时由于重力作用液体主要分布在双肺底部,故心衰病人卧位时发生气促或加重而站立位时症状减轻。夜间阵发性呼吸困难是病人夜间平卧时发生的气促,站立后可减轻。

气促不只见于心脏病,罹患肺部疾病、呼吸道肌肉疾病以及影响呼吸过程的神经系统疾病亦可出现气促。任何导致氧供与氧需失衡的疾病或状态,如贫血时血液携氧不足或甲亢时氧耗过度等,皆可致患者气促。

（3）乏力

当心脏泵血能力下降时，活动期间流向肌肉的血液不足以满足需要，此时患者常感到疲乏与倦怠。但这些症状常难以捉摸，不易引起患者的重视。患者常通过逐渐减少活动量来适应或归咎于衰老的表现。

（4）心悸

通常情况下，人们对自己的心跳没有感觉。但在某些情况下，如剧烈活动后，甚至正常人亦会察觉到自己的心跳非常有力、快速或不整齐。通过脉搏触诊或心脏听诊，医生可以证实这些症状。心悸症状是否属于异常，取决于对如下问题的回答：有无诱因、是突然发生或是逐渐发生、心跳频率、是否有心律不齐及其严重程度等。心悸与其他症状如气促、胸痛、乏力和倦怠、眩晕等一道出现时常提示有心律失常或其他严重疾病存在。

（5）头晕

由于心率异常、节律紊乱或泵功能衰竭导致的心输出量减少可引起头晕和晕厥。这些症状也可由大脑或脊髓疾病引起，甚或没有严重的病因。如长久站立的士兵因腿部肌肉活动减少影响血液回流心脏，可能会出现头晕。强烈的情绪波动或疼痛刺激神经系统也可导致头晕和晕厥。医生必须鉴别心源性晕厥与癫痫，后者由大脑疾病引起。

（6）心脏跳动

如果按一个人心脏平均每一分钟跳动 70 次、寿命有 70 岁计算的话，一个人的一生中，心脏就要跳动将近 26 亿次。一旦心脏停止跳动，那就意味着，这个生命很可能走到尽头了。

如果心率为 75 次/min，则完成一个心动周期经历的时间为 0.8s。心房每工作（收缩）0.1s，可以休息 0.7s；心室每工作 0.3s，可以休息 0.5s，所以心脏可以一直跳动而不会累，有足够的时间休息。

（7）跳动之因

人的心脏是一个不知疲倦的动力泵，只要生命不息，它就跳动不止。那么，心脏跳动的奥秘在哪里呢？

心脏中的心肌细胞有两种类型。大多数为普通心肌细胞，在受到刺激以后，它们将发生收缩；刺激消失以后则又舒张开来。这样的一次收缩和一次舒张合起来，便组合成了心脏的一次跳动。另一些细胞为特殊心肌细胞，它们能够按自身固有的规律，即自律性，不断地产生兴奋并传导给普通心肌细胞，对其进行刺激，使之收舒。

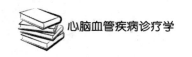

在心脏的右心房接近上腔静脉的入口附近,存在着一个由特殊心肌细胞汇集而成的窦房结。它的强有力的自律性兴奋,通过传导系统的传播,决定着整个心脏的跳动频率,即心率。因此窦房结是心脏的起搏点。此外,心率还受到迷走神经、交感神经、各级心血管中枢以及诸多体液因素的调节。

19 世纪末科学家们在右心房上腔静脉入口处发现窦房结,在心房心室间发现了房室结,在房室结与心室肌肉之间又发现了浦肯野纤维。就是由窦房结→房室结→浦肯野纤维组成了传送心脏跳动"指令"的特殊电流传导系统。

心脏的各种自律细胞均具有自动兴奋的能力,因此都能对心脏跳动发挥起搏作用。但是,不同自律细胞的节律性高低各不一样。

节律最高的是窦房结,约为 100 次/分,房室结约为 50 次/分,最低的是浦倾野纤维,约为 20 ~ 40 次/分。这个电流传导系统还可传到人体表面,用心电图机测出、放大描记和打印出来,这就是心电图。

当窦房结有病变时,只能靠房室结和浦倾野纤维维持心跳,每分钟只能跳 50 次以下,满足不了身体的需要,于是即发生多种心律失常,甚者可引起心搏停止。这需要安装心脏起搏器,以维持、控制心脏的跳动,保证人体的正常需要。

1.1.2　主要组成

心脏是一中空的肌性器官,主要由心肌构成,有左心房、左心室、右心房、右心室四个腔。左右心房之间和左右心室之间均由间隔隔开,故互不相通,心房与心室之间有瓣膜,这些瓣膜使血液只能由心房流入心室,而不能倒流。

1.1.2.1　心房

心房是心脏内部上面的两个空腔,在左边的叫"左心房",在右边的叫"右心房",壁厚,肌肉发达。心房连接静脉血管。

左心房与肺静脉相连,右心房与上、下腔的静脉和冠状窦口相连。左心房接受从肺部回来的血,右心房接受从全身其他部位回来的血。心房与心室之间有带瓣膜(房室瓣)的通路,心房收缩时血从通路流入心室。心房的部位很神奇,如果尖锐的东西刺进去,那是不会有生命危险的,这叫不死结,但要在血流干之前。血液由心房压入心室后,由心室压入动脉,分别输送到肺部与全身的其他部分。

1.1.2.2　心室

心室是心脏内部下面的两个空腔,在左边的叫"左心室",在右边的叫"右心室"。心室的壁厚,肌肉发达。其中左心室的壁比右心室更厚,肌肉更发达。心室连接动脉血管。

1.1.2.3　右心室

右心室有出入二口,入口即右房室口,其周缘附有三块叶片状瓣膜,称右房室瓣(即三尖瓣)。按位置分别称前瓣、后瓣、隔瓣。瓣膜垂向室腔,并借许多线样的腱索与心室壁上的乳头肌相连。出口称肺动脉口,其周缘有三个半月形瓣膜,称肺动脉瓣。

1.1.2.4　左心室

左心室有出入二口。入口即左房室口,周缘附有左房室瓣(二尖瓣),按位置称前瓣、后瓣,它们亦有腱索分别与前、后乳头肌相连。出口为主动脉口,位于左房室口的右前上方,周缘附有半月形的主动脉瓣。

1.1.2.5　瓣膜

瓣膜是人或某些动物的器官里面可以开闭的膜状结构。本章节只介绍在人心脏的瓣膜。每个人的心脏内都有四个瓣膜。即连接左心室和主动脉的主动脉瓣、连接右心室和肺动脉的肺动脉瓣、连接左心房和左心室的二尖瓣和连接右心房和右心室的三尖瓣。它们均起单向阀门作用,使血液只能从一个方向流向另一个方向而不能倒流。

1.1.3　心脏的生理功能

1.1.3.1　心肌的生理特性

心肌有心肌细胞和自律细胞两种。心肌细胞具有兴奋性、收缩性和传导性,没有自动节律性。心肌细胞在受到刺激时兴奋产生动作电位,表现出兴奋性。此动作电位可沿细胞膜向外扩散传播、传播,从而引起整个心脏的心肌纤维收缩,这就是传导性和收缩性。自律细胞在没有外界刺激时,通过本身内部的变化可自动地发生节律性兴奋,称自动节律性。窦房结中的自律细胞自律性最高,是心脏内兴奋和搏动的起源部位,称为正常起搏点。由窦房结中的自律细胞发生的动电位可按心传导系统传播到心脏的各个部位。

1.1.3.2　心动周期

心脏跳动由心房肌和心室肌节律性收缩和舒张来完成。心脏一次收缩和舒张构成一个活动周期,称为一个心动周期。

心房肌和心室肌的收缩和舒张是按先后顺序进行的:左心房肌、右心房肌同时收缩(心房收缩期),左心室肌、右心室肌处于舒张状态,然后是左心房肌、右心房肌舒张,左心室肌、右心室肌同时收缩(心室收缩期),接着左、右两心室舒张,进入心室和

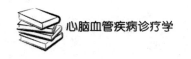

心房共同舒张的间歇期,此时完成一个心动周期。当心房再次收缩时,就进入下一个心动周期。

心室肌的收缩是推动血液循环的主要动力,习惯上将心室的收缩和舒张的起始作为心动周期的标志。心脏的舒张期比收缩期长,保证了心肌不易发生疲劳。

1.1.3.3 心音

在每个心动周期中,心肌收缩,瓣膜启闭,血液增加速度和减慢速度对心血管壁的作用所引起的振动,可通过周围组织传递到胸壁,用听诊器放在胸壁左侧肘关节内侧可以听到心脏跳动产生的"通—塔"两个声音,这就是心音。前者称为第一心音,后者称为第二心音。

第一心音发生在心室收缩期,音调低,持续时间长。第二心音发生在心房收缩期,音调高,持续时间较短。

第一心音与第二心音间隔时间短,第二心音与下次心动周期的第一心音间隔时间较长。当心脏患有各种疾病的时,心音将发生改变,出现各种杂音。

1.1.3.4 心率

正常动物在安静状态下每分钟心跳的次数,称为心率。牛的心率为 45~50 次/分钟,羊为 70~80 次/分钟。心率与动物的种类、年龄、生理状况和外界因素的不同而异。幼龄动物心率较快,老龄动物心率较慢;安静时较慢,紧张、使役时较快;周围环境温度升高时,心率加快;进食时心率加快。

1.1.3.5 心脏活动的调节

尽管心脏具有自动节律性,但神经和体液对心脏的活动具有调节作用。调节心脏活动的高级中枢在延脑,延脑内的心血管活动中枢可分为心脏的兴奋中枢和抑制中枢。当兴奋中枢兴奋时,经交感神经传到心脏的传导系统,使心脏收缩加强加快。当抑制中枢兴奋时,经迷走神经传到心脏的传导系统,使心脏收缩减弱减慢。兴奋中枢与抑制中枢互相配合,相互协调平衡,保证了心脏正常活动的进行。

1.1.3.6 体液调节

体液中的各种化学物质对心脏活动也有一定的影响。

血液中的二氧化碳增多时,可以加强兴奋中枢的兴奋,使心跳加快。

血中的 Ca^{2+}、K^+、Na^+ 对心肌细胞有非常显著的影响:Na^+ 维持心肌的兴奋;Ca^{2+} 维持心肌的收缩;K^+ 抑制心肌的兴奋和传导。

血中 K^+、Na^+、Ca^{2+} 三种离子必须按一定比例同时存在。

① 血液中的 K^+ 浓度增高时,可使心跳减慢,收缩不全,可引起心动过缓,传导阻滞,心肌收缩不良,甚至使心脏停止于舒张状态;当血中 K^+ 浓度过低时,可引起心肌自动节律性增强,发生额外收缩,即心脏发生一次比正常心律提前的收缩。

② 血液中 Ca^{2+} 浓度增高时,心脏收缩力加强;Ca^{2+} 浓度降低,心脏收缩力减弱。

③ Na^+ 能维持细胞内外 K^+、Na^+ 离子平衡,使机体处于正常的生理活动状态。

1.1.4 心脏保养

1.1.4.1 心脏保养方法

(1)控制体重

研究表明:体重增加 10%,胆固醇平均增加 18.5%,冠心病危险增加 38%;体重增加 20%,冠心病危险增加 86%,有糖尿病的高血压病人比没有糖尿病的高血压病人冠心病患病率增加 1 倍。

(2)戒烟

烟草中的烟碱可使心跳加快、血压升高(过量吸烟又可使血压下降)、心脏耗氧量增加、血管痉挛、血液流动异常以及血小板的粘附性增加。这些不良影响,使 30~49 岁的吸烟男性的冠心病发病率高出不吸烟者 3 倍,而且吸烟还是造成心绞痛发作和突然死亡的重要原因。

(3)戒酒

美国科学家的一项实验证实乙醇对心脏具有毒害作用。过量的乙醇摄入能降低心肌的收缩能力。对于患有心脏病的人来说,酗酒不仅会加重心脏的负担,甚至会导致心律失常,并影响脂肪代谢,促进动脉硬化的形成。

(4)改善生活环境

污染严重及噪音强度较大的地方,可能诱发心脏病。因此改善居住环境,扩大绿化面积,降低噪音,防止各种污染。

(5)避免拥挤

避免到拥挤的地方去。无论是病毒性心肌炎、扩张型心肌病,还是冠心病、风心病,都与病毒感染有关,即便是心力衰竭,也常常由于上呼吸道感染而引起急性加重。因此要注意避免到人员拥挤的地方去,尤其是在感冒流行季节,以免受到感染。

(6)合理饮食

应有合理的饮食安排。高脂血症、不平衡膳食、糖尿病和肥胖都和膳食营养有关。所以,从心脏病的防治角度看营养因素十分重要。原则上应做到"三低"即:低热量、

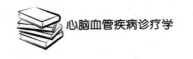

低脂肪、低胆固醇。

（7）适量运动

积极参加适量的体育运动。维持经常性适当的运动,有利于增强心脏功能,促进身体正常的代谢,尤其对促进脂肪代谢,防止动脉粥样硬化的发生有重要作用。对心脏病患者来说,应根据心脏功能及体力情况,从事适当量的体力活动有助于增进血液循环,增强抵抗力,提高全身各脏器机能,防止血栓形成。但也需避免过于剧烈的活动,活动量应逐步增加,以不引起症状为原则。

（8）规律生活

养成健康的生活习惯。生活有规律,心情愉快,避免情绪激动和过度劳累。

（9）冠心病、心脏病

50 岁以上的人群 70% 患有糖尿病,成为世界之最,政府和人民为此付出了沉重的代价。

经济发展为不健康的生活方式提供了物质可能。因此,我们必须明确一点,心血管病流行虽然不能说是经济发展的必然结果,但却是人类违背了自然规律而得到的一种惩罚。

1.1.4.2 保护心脏的食物

（1）燕麦

早晨可吃一碗燕麦作为早餐,其所富含的欧米茄－3 脂肪酸、叶酸和钾对心脏都很有好处。同时,燕麦还是一种纤维含量非常高的食品,能很好的降低血液中的低密度脂蛋白胆固醇含量,帮助保持动脉血管的通畅。还可选择粗燕麦或燕麦片,但要避免选择速食燕麦制品,因为其所含纤维量比较少。如果还能再吃一根香蕉,就能再多摄入 4 克的纤维。

（2）鲑鱼

鲑鱼能有效降低血压和减低血液黏稠度。每周两餐,就能将受心脏病攻击死亡的概率降低三分之一。鲑鱼还含有一种叫虾青素的物质,是一种非常强力的抗氧化剂。

（3）鳄梨

做沙拉时不妨放些鳄梨,为饮食添加有利于心脏健康的优质脂肪,这里所说的优质脂肪就是含有单元不饱和脂肪酸的脂肪,这种脂肪能帮助降低低密度脂蛋白胆固醇（"坏"胆固醇）的含量。同时提高体内高密度蛋白质胆固醇（"好"胆固醇）的含量。食用鳄梨同时摄入多种类胡萝卜素,特别是 β 胡萝卜素和番茄红素,对健康起着至关重要的作用。

（4）橄榄油

所含有的不饱和脂肪酸是所有食用油品中最高的,能有效降低体内"坏"胆固醇的含量,从而减低心脏疾病的患病风险。研究发现,居住在希腊的克里特人体内含有大量的胆固醇,但却很少有人死于心脏病,原因就在于他们长期食用富含"好"脂肪的橄榄油。尽量选择特级初榨的油品,因为最少的加工程序保证了营养没有过多的流失。

（5）坚果

核桃、腰果、杏仁等坚果都含有大量的欧米茄－3脂肪酸和单元及多元不饱和脂肪。吃的同时,还能摄入膳食纤维。和橄榄油一样,坚果也含有大量的"好"脂肪。

（6）莓子

不论蓝莓、黑莓,还是草莓,只要是喜欢吃的,它们都含有能够消炎的成分。能够降低心脏病和癌症的患病风险,有利心血管的健康。

（7）豆子

小扁豆、鹰嘴豆、黑豆,还有腰豆都含有大量的纤维,同时富含欧米茄－3脂肪酸,钙质及可溶性纤维。

（8）菠菜

所含有的叶黄素、叶酸、钾和纤维能够帮助心脏保持健康状态。但是只要多吃蔬菜对于心脏都有很好的强健作用。研究发现,相较不吃蔬菜的人群,每天吃两份半蔬菜的人患心脏病的风险下降了25%。

（9）亚麻籽

富含欧米茄－3和欧米茄－6脂肪酸,少量食用对心脏健康有很大的好处。一碗燕麦粥或是全麦粥,再加上一点亚麻籽,就是一份最好的心脏健康早餐。

（10）大豆

能帮助降低血液中胆固醇的含量,而且饱和脂肪酸的含量很低,依旧是人们保护心脏摄入优质蛋白的重要来源。吃豆腐和喝豆奶都是不错的选择,早餐时喝杯豆奶,也能更好地补充燕麦粥所不能提供的营养。

（11）杏仁

预防血小板凝结,减低心脏病风险。含有丰富油脂的坚果,如花生、杏仁等,在美国被视为每日必须食用、有益心血管的食物之一。坚果中含对心脏有益的必需氨基酸和不饱和脂肪酸,即使每周只吃一次坚果,也能减少四分之一罹患心血管疾病的风险。其中特别推荐杏仁,它不但富含蛋白质,还含有维生素E和精氨酸。其功能是打通血

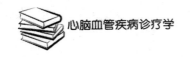

管、防止血小板凝结、降低心脏病风险。但杏仁热量高,在吃的同时,最好减少其他油脂的摄取。食用时将杏仁磨成粉状,拌入菜中或是洒在饭上,不但可增加口感,也可充分吸收杏仁营养。

（12）人参

作用补气,但最好经中医医生诊断后服用。经常被当成补品的人参,其实并非人人适用。中医认为补气药物可以保护心肌,增强心脏功能,对高血压控制也有帮助。但除非体质真的很虚弱,否则不当的补气只会造成相反的效果,让病情加重。一般要在血压稳定的状况下才可使用人参。血压不稳或刚出血后,并不宜大量服用人参。如何用:最好经由医师辨体质服用,且建议由少量开始。

（13）当归

作用:补血,但最好经中医师诊断后服用。富含维生素 B 和矿物质的当归,具有补血功效,在传统中医典籍里有活血代淤功能,也是治疗心血管疾病的药物之一。但当归偏热性,体质燥热者不宜使用;且若是肠胃功能较差的人,也容易腹泻。如何用:最好按照医师视个人情况的建议服用。

（14）薏仁

作用:降低胆固醇。高纤的薏仁,不仅可美白,而且其降胆固醇效果不输燕麦。属于水溶性纤维的薏仁,可加速肝脏排出胆固醇。实验发现受试者食用薏仁 1 个月后,血中胆固醇明显下降,且薏仁还有其他未知的降血脂成分。可自己制作简单的薏仁饭;一碗薏仁兑成一碗半的水,在电饭锅里煮熟。煮好后分成小包装冷冻,煮饭时可将冷冻薏仁稍解冻,放入饭锅与米一起煮熟。这种方式不但可控制白米与薏仁的比例,也可经由再次烹煮,使薏仁变软。如何用:薏仁煮成甜汤容易增加热量,最好的方式是将薏仁煮成饭,使其成为主食的一部分。

（15）黑芝麻

作用:防止血管硬化。含有强力抗氧化成分的黑芝麻,不仅可减缓衰老,使头发乌黑,也能让血管变得更有弹性。黑芝麻中的不饱和脂肪酸和卵磷脂,可维持血管弹性,预防动脉粥样硬化,是优质的脂肪来源。铁质及维生素含量丰富的黑芝麻,也是中医认为可补血及滋补五脏的食品。经常食用还可达到预防便秘的功效。如何用:芝麻的营养成分藏在种子里,因此必须要咬开破壳才有效。建议生芝麻最好先用干火稍微炒一下,让有效成分经由加热爆开释放。或是将黑芝麻打碎磨成粉,洒在饭上、菜上,这样也可以充分摄取到芝麻素。著名的客家擂茶,就是用小钵将黑芝麻、花生、绿茶等一一研磨成细粉,冲成茶饮。事实证明,这是可充分摄取营养的高明养生方式。

（16）黄豆

作用：降低胆固醇。黄豆含多种人体必需氨基酸，且多为不饱和脂肪酸，可促进体内脂肪及胆固醇代谢。尤其含有抗氧化物质、蛋白质纤维和单糖，是良好的蛋白质来源，十分适合素食者当主食。且黄豆与米有互补作用，正好形成完整的蛋白质来源。建议减少对油炸类的黄豆加工品的摄取，改由黄豆饭提供良好蛋白质来源。如何用：可先将黄豆用热水泡 4 小时以上，再换水烹煮。这样可将黄豆中容易产生气体的多醣体溶解出，以免造成肚子胀气。

1.1.4.3　心脏"放松操"

冠心病属中医胸痹的范畴，多由气滞血瘀、胸阳痹阻所致，患者在改善生活方式和服药的同时，平时做穴位的自我按摩，可增加心脏的无氧代谢能力，能有效预防心绞痛和心梗的发生。选用以下 3 个主要穴位进行自我按压，可起到疏通经脉、活血化瘀的作用，对冠心病有较好的保健作用。

挤压时，将拇指、食指相对呈钳状，放在每个穴位正反两面进行挤压，用左手按压右侧穴位，右手按压左侧穴位，稍向下点压用力后，保持压力不变，继而旋转揉动，以产生酸胀感为度。施用手法力度要根据体质、病情、耐受力的不同，而尽量达到轻重适宜、柔和，并且从轻到重，点揉后缓缓放松。每天不限时段，操作时不可憋气。心肌梗死患者，可用于急性期过后。按压穴位的远期疗效还有待于观察，但如能持之以恒，对患者的心脏症状减轻会有一定帮助。

1.2　心血管系统

心血管系统是一个封闭的管道系统，由心脏和血管所组成。心脏是动力器官，血管是运输血液的管道。通过心脏有节律性收缩与舒张，推动血液在血管中按照一定的方向不停地循环流动，称为血液循环。血液循环是机体生存最重要的生理机能之一。由于血液循环，血液的全部机能才得以实现，并随时调整分配血量，以适应活动着的器官、组织的需要，从而保证了机体内环境的相对恒定和新陈代谢的正常进行。循环一旦停止，生命活动就不能正常进行，最后将导致机体的死亡。

1.2.1　人体解剖学定义

心血管系和淋巴系总称为脉管系，是人体内的一套密闭的连续管道系统。心血管

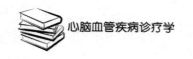

系由心、动脉、静脉和毛细血管组成,其内有血液循环流动,推动血液流动的动力是心脏。

心脏有四个腔,即:右心房、右心室、左心房、左心室。左、右半心有中隔分开互不相通,同侧的房与室问均借房室口相通。心房接受静脉,心室发出动脉,在房室口和动脉口处均有瓣膜,它们在血液流动时起阀门样作用,保证血液在心内单向流动。

动脉由心室发出、运送血液到全身各部位的血管,动脉在到达身体各部位的路途中不断发出分支;愈分愈细,最后在组织间和细胞间移行为毛细血管。

静脉是引导血液流回心房的血管。小静脉起源于毛细血管,在回心过程中,管腔越变越粗,最后汇成大静脉注入心房。

毛细血管是器官内极细微的小血管。管径平均 7~9 微米,需借助显微镜才能看见,在组织内连于小动脉和小静脉之间,数量极其丰富,几乎遍及全身各处,毛细血管壁极薄、通透性强,同时血液在毛细血管内流动缓慢,有利于血液与组织、细胞之间进行物质和气体交换。

氧和营养物质通过体循环运输到组织和细胞。血液循环根据其循环路径不同可分为体循环和肺循环两种。体循环的循环路径是由左心室收缩,血液(动脉血)注入主动脉;然后沿着升主动脉、主动脉弓和降主动脉各级分支到达身体各部的毛细血管。因毛细血管壁非常薄,通透性强,血液流动速度缓慢,便可与周围的组织、细胞进行物质交换,血流中的营养物和氧气被组织和细胞吸收,而组织、细胞的代谢产物的二氧化碳则进入血液,这样,血液由鲜红色的动脉血变成暗红色的静脉血。毛细血管逐渐汇合成各级静脉,最后汇成上、下腔静脉流回右心房再注入右心室。因为体循环在身体内路程长,流经的组织和细胞范围广,因此又称大循环。体循环的主要作用是将营养物质和氧气运送到身体各部位的组织和细胞,又将细胞、组织的代谢产物运送到排泄器官,保证组织和细胞的新陈代谢正常进行。

血液中有氧气,可供身体各部的细胞和组织进行正常的新陈代谢。血液内的氧气是怎样获得的呢?它是依靠体内另一条循环途径——肺循环而获得的。肺循环的途径是:由体循环回到右心的静脉血(暗红色),当心室收缩时,血液除了从左心室射入主动脉外,同时也由右心室将血液引入肺动脉,肺动脉进入肺后反复分支,最后在肺泡之间移行为毛细血管,肺毛细血管内氧的浓度低而二氧化碳浓度高。通过气管、支气管从空气中吸入到肺泡内的氧气浓度高而二氧化碳浓度低,因此肺泡内的氧气压力高于肺泡周围毛细血管内的氧气压力。正常情况下,气体是从压力高的向压力低处弥散。因此,肺泡间毛细血管内的二氧化碳扩散到肺泡内,肺泡内的氧气弥散到毛细血管内。血液在肺部经过气体交换后,使静脉血变成含氧量高的动脉血(鲜红色)。肺内小静脉汇成左、右各一对肺静脉,出肺后注入左心房,血液再从左心房流入左心室,血液沿上述途径循环称肺循环。肺循环在体内路程短,又称小循环,其主要功能是使人体内含氧量低的静脉血转变为含氧丰富的动脉血,使血液获得氧气。

人的一生心脏总是有节奏地不停地跳动着,一旦心跳停止,就会"死亡"。因为一旦心脏因某种原因突然停止跳动,血液在体内无法循环流动,全身各部细胞和组织得不到氧气和营养物质,其代谢产物不能排出体外,堆积在体内,致使组织、细胞变性,死亡。各个器官和系统无法完成各自的生理机能。例如,消化系统无消化、吸收营养物质的功能;泌尿系统不产尿、排尿;呼吸系统不能与外界进行气体交换;神经系统对外界的刺激无任何反应。一句话,人体各系统、器官均停止了正常生理活动,生命终止了。因此人们必须保护心脏,使其有节律地跳动,保证血液不断地在心血管系统内周而复始地循环。

心位于胸腔的纵隔内,居左、右两肺之间。外面裹有心包.约2/3在身体中线的左侧,1/3在中线的右侧。心的长轴与人体的正中线呈45°。心脏的前方平对胸骨体和第2~6肋软骨,后方对向第5~9胸椎,上方与大血管肺动脉干、主动脉、上腔静脉、肺静脉等相连,下方与膈相邻。

心在体内的位置可因人的体位、呼吸运动时膈肌的升降以及人的体型不同而略有改变,如矮胖型人的心为水平位,瘦长型为垂直位,适中型则为斜位,吸气时膈肌下降,心为垂直位,呼气时膈肌上提即为横位。但是,人不论处于什么体位、体型,在正常情况下,心的位置总是2/3位于身体正中线左侧的"偏心"位。

人体内有心血管系统和淋巴系统,统称脉管系统。淋巴系统包括:毛细淋巴管、淋巴管、淋巴干和淋巴导管等输送淋巴的淋巴管道;分布于呼吸道和消化管管壁内的淋巴组织;以淋巴组织为主要结构的淋巴器官,如淋巴结、脾、胸腺和腭扁桃体等免疫器官。各级淋巴管道内流动的液体叫淋巴,它来自组织间隙内的组织液。"淋巴"一词是拉丁文 Lympha 的译音,是纯净而清澈的水的意思。淋巴由毛细淋巴管吸收,经各级淋巴管收集和多级淋巴结"过滤",通过淋巴干汇集到左、右淋巴导管(左侧者又称胸导管)最终注入颈根部的左、右颈静脉角而回流入静脉。既然有毛细血管吸收组织液到小静脉,经全身静脉回流入心,为什么还要淋巴系统来吸收组织液呢?这是因为血浆中的液体和其中的绝大多数成分渗出至组织间隙中成为组织液,其液体的量比毛细血管及毛细血管后微静脉吸收的液体量要多得多,也就是说在组织间隙内还剩有未被吸收的超量的液体,其中包括不能被毛细血管吸收的大分子物质和大的细胞或异物

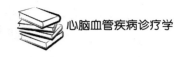

等存在,毛细淋巴管的管壁结构比毛细血管不完整,通透性更大,管内压力比组织液的渗透压要低,所以组织液内过量的液体、蛋白质、脂肪、细菌、异物、癌细胞等均能进入毛细淋巴管内。由于淋巴进入静脉之前要经过各级淋巴结,故细菌、异物(如肺吸入的尘埃颗粒)、癌细胞等都被淋巴结"扣留",保证了淋巴进入到血液时是"干净"的,淋巴结等淋巴器官可产生淋巴细胞,淋巴循环时输送到血液中去。由此可见,从体液回流来看,淋巴系统是静脉回流的必不可少的辅助装置。若组织液生成过多,静脉或淋巴回流障碍则会产生水肿,从人体防御功能看,淋巴系统中的淋巴器官有产生淋巴细胞、过滤淋巴液和吞噬异物的作用,是保护血液不受病菌、癌细胞"污染"的屏障,具有重要的免疫机能。

1.2.2　概念

心脏是泵血的肌性动力器官,而运输血液的管道系统就是血管系统。它布散全身,无处不至,负责将心脏搏出的血液输送到全身的各个组织器官,以满足机体活动所需的各种营养物质,并且将代谢终产物(或废物)运回心脏,通过肺、肾等器官排出体外。血管系统按其流过的血液是新鲜的还是用过的,是离开还是返回心脏的特性而分为动脉和静脉。输送新鲜血液离开心脏的血管叫动脉,动脉内血液压力较高,流速较快,因而动脉管壁较厚,富有弹性和收缩性等特点。根据动脉结构和功能的特点,将其分为弹性动脉、肌性动脉和小动脉;输送用过了的血液回到心脏的血管叫静脉。与同级的动脉相比,管壁较薄,而管腔较大,数目也较多,四肢和肋间静脉还含有静脉瓣,这些形态结构的特点都是与静脉压较低、血流缓慢等机能特点相适应的。体动脉血中因含氧较多,故颜色鲜红;体静脉血中因含有较多的二氧化碳,所以颜色暗红。但小循环与上述的大循环相反,肺动脉中却含静脉血,而肺静脉中却含带氧丰富的动脉血。在动静脉之间有一种极细的血管称为毛细血管。其管径很细,管壁薄,通透性高,血压低,血流缓慢,彼此连接成网,是血液和组织进行物质交换的场所。一个成人的毛细血管总数在300亿根以上,长约11万公里,足可绕地球2.7圈。可见,人体的血管系统是多么庞大,包含着所有的动脉、静脉和毛细血管。

1.2.3　结构

1.2.3.1　心脏

心脏位于胸腔内,两肺之间。它的大小与本人的拳头相似。心脏的内腔被房间隔和室间隔分隔为左右不相通的两半。

心腔可分为左心房、左心室,右心房、右心室四个部分。左心房和左心室借左房室口相通,右心房和右心室借右房室口相通,同时在左房室口周围附有二尖瓣,右房室口周围附有三尖瓣,其主要作用是防止血液从心室倒流回心房。右心房与上、下腔静脉和冠状窦的开口,左心房上有肺静脉的开口。

右心室发出肺动脉,左心室发出主动脉。在主动脉和肺动脉的起始处分别有主动脉瓣和肺动脉瓣,能防止血液从动脉逆流入心室。

营养心脏本身的血管为左右冠状动脉。冠状动脉如发生病变(痉挛、硬化、血栓形成)可因其供血区供血不足而引起心绞痛,严重时可发生心肌梗死。

心脏是由心肌组成的动力器官。心肌具有自动节律性,即心肌本身具有产生节律性兴奋与收缩的功能,不受中枢神经所支配。心脏有节律的收缩或舒张活动称为心搏。每分钟心搏的次数叫心率。成人安静时的心率平均为 75 次/分钟,儿童的心率较快,15 ~ 16 岁以后才接近成人,一般女子的心率较男子稍快,经常参加体育锻炼的人安静时的心率较慢。

心脏在收缩和舒张的过程,每一次心室收缩所射出的血量称为每搏输出量;每分钟所射出的血量称为每分输出量,是每搏输出量和心率的乘积,是衡量心脏工作能力的一项重要指标。一般来说,正常人安静时每搏输出量为 60 ~ 80 毫升,每分输出量为 4500 ~ 5000 毫升左右。

1.2.3.2 血管

血管分为动脉、静脉和毛细血管三大部分。动脉是血液由心脏射出后流往全身各器官时所经过的管道,其管壁较厚而有弹性,能承受内部的压力;静脉是血液由全身各器官流回心脏时所经过的血管,静脉的容量很大,通常可容纳全部循环血量的60% ~ 70%,故有容量血管之称;毛细血管是介于动脉和静脉末梢之间的管道,几乎分布于全身的各个器官。毛细血管管径细小、管壁薄,通透性大,有利于血液和周围组织细胞进行物质交换。

1.2.4 作用

心血管系统是一个"密闭"的管道系统,心脏是泵血的肌性动力器官,而运输血液的管道系统就是血管系统。它布散全身,无处不至,负责将心脏搏出的血液输送到全身的各个组织器官,以满足机体活动所需的各种营养物质,并且将代谢终产物(或废物)运回心脏,通过肺、肾等器官排出体外。

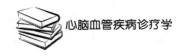

1.2.5　疾病

1.2.5.1　心脏的血液供应

心肌本身也要接受流经心房和心室血流的一小部分。一个动静脉系统(冠脉循环)向心肌提供富氧血液并将乏氧血液反流回右心房。分向心脏的左、右冠状动脉起源于主动脉起始部。由于收缩时心脏受到很大压力,因此大部分血液都在舒张期流经冠脉循环。

1.2.5.2　心脏疾病的症状

心脏疾病没有单一的特异症状,只是某些症状能提示心脏病存在的可能性,但当几种症状同时出现时,常能得出几乎肯定的诊断。医生首先通过病史和查体进行诊断。然后通过实验室检查来确诊、评估疾病的严重程度以及帮助拟定治疗计划。然而,有时严重的心脏病患者,甚至在疾病晚期也可能没有症状。常规健康体检或因其他疾病而就诊时亦可能不会发现这些无症状的心脏病。

心脏疾病症状包括:某种类型的胸痛、气促、乏力、心悸(常提示心跳减慢、增快或不规则)、头晕目眩、晕厥等。然而,出现这些症状并非必然存在心脏病。例如:胸痛可能提示心脏病,但也可发生在呼吸系统疾病和胃肠道疾病。

1.2.5.3　疼痛

心肌不能获得足够的血液和氧(称为心肌缺血)以及过多代谢产物堆积都能导致痉挛。常说的心绞痛就是由于心肌不能获得足够的血液供应而产生的一种胸部紧缩感或压榨感。然而,在不同的个体之间,这种疼痛或不适感的类型和程度都有很大的差异。有些患者在心肌缺血时,可能始终没有胸痛发生(称为隐匿性心肌缺血)。

如果其他肌肉组织(特别是腓肠肌)不能获得足够的血供,患者常在运动中感到肌肉紧缩感和乏力性疼痛(间歇性跛行)。

心包炎(心脏周围囊腔的炎症或损伤)所导致的疼痛常在病人平卧时加重,而在坐位或前倾位时减轻,运动不会使疼痛加重。由于可能存在胸膜炎,故呼吸可能会加重或减轻病人的疼痛。

当动脉撕裂或破裂时,病人出现剧烈锐痛,这种疼痛来去匆匆且可能与身体活动无关。有时这种病损可能发生在大动脉,特别是主动脉。主动脉的过度伸展或膨隆部分(动脉瘤)突然出现渗漏,或者内膜轻度撕裂,血液渗漏入主动脉夹层。这些损害可导致突然的严重疼痛。疼痛可发生在颈后、肩胛间区、下背部或腹部。

左心室收缩时,位于左心房和左心室之间的一组瓣膜可能会脱向左心房(二尖瓣脱垂),这种病人有时可出现短暂发作的刺痛,通常这种疼痛位于左乳下,且与体位和活动无关。

1.2.5.4 气促

气促是心力衰竭的常见症状,是液体渗出到肺脏中肺泡间质的结果,称为肺充血或肺水肿,类似于溺水。在心力衰竭的早期,气促只出现在体力活动时。随着心衰的加重,轻微活动时也发生气促,直至静息状态下都出现气促。卧位时液体渗到整个肺脏,而站立位时由于重力作用液体主要分布在双肺底部,故心衰病人卧位时发生气促或加重而站立位时症状减轻。夜间阵发性呼吸困难是病人夜间平卧时发生的气促,站立后可减轻。

气促不只见于心脏疾病,罹患肺部疾病、呼吸道肌肉疾病以及影响呼吸过程的神经系统疾病亦可出现气促。任何导致氧供与氧需失衡的疾病或状态,如贫血时血液携氧不足或甲亢时氧耗过度等,皆可致患者气促。

1.2.5.5 乏力

当心脏泵血能力下降时,活动期间流向肌肉的血液不足以满足需要,此时患者常感到疲乏与倦怠。但这些症状常难以捉摸,不易引起患者的重视。患者常通过逐渐减少活动量来适应或归咎于衰老的表现。

1.2.5.6 心悸

通常情况下,人们对自己的心跳没有感觉。但在某些情况下,如剧烈活动后,甚至正常人亦会察觉到自己的心跳非常有力、快速或不整齐。通过脉搏触诊或心脏听诊,医生可以证实这些症状。心悸症状是否属于异常,取决于对如下问题的回答:有无诱因、是突然发生或是逐渐发生、心跳频率、是否有心律不齐及其严重程度等。心悸与其他症状如气促、胸痛、乏力和倦怠、眩晕等一道出现时常提示有心律失常或其他严重疾病存在。

1.2.5.7 头晕和晕厥

由于心率异常、节律紊乱或泵功能衰竭导致的心输出量减少可引起头晕和晕厥。这些症状也可由大脑或脊髓疾病引起,甚或没有严重的病因。如长久站立的士兵因腿部肌肉活动减少影响血液回流心脏,可能会出现头晕。强烈的情绪波动或疼痛刺激神经系统也可导致头晕和晕厥。医生必须鉴别心源性晕厥与癫痫,后者由大脑疾病引起。

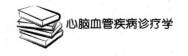

1.2.6　病因

心血管系统拥有许多血管,这些血管将各种各样的物质运送到你身体的每一个细胞里。在这些物质中有氧气、燃料(葡萄糖)、建筑材料(氨基酸)。维生素以及矿物质。被称作毛细血管的微小血管在肺部吸收氧气排出二氧心血管系统化碳,这样我们的血液就得到了氧气,与此同时,肺部的二氧化碳则被我们呼出。这些血管伸入心脏,而心脏则将血液挤压至全身上下各个细胞。在各个细胞处,血管形成一个毛细血管网络,为细胞输送氧气和其他养料并带走细胞中的代谢废物。氧气以及葡萄糖是身体的各个细胞制造能量所必需的物质;而细胞中的代谢废物则是指二氧化碳和水。

为细胞提供营养物质和氧气的血管叫作动脉,而从细胞里带走代谢废物及二氧化碳的血管叫作静脉。动脉血比静脉血要红,这是因为动脉血里携带氧气的物质是血红蛋白,它其中含有铁元素。动脉里的压力也要比静脉大。正如所有的血液要从细胞回流到心脏一样,所有的血液也都要经过肾脏。在那里,代谢废物被清除出血管,转变成尿液,并储存在膀胱里。

实际上"心脏病"这个名称是不正确的。主要危及生命的疾病是动脉疾病。年复一年,动脉血管壁上开始形成沉积物。它们被称为动脉血斑或动脉粥样化。"动脉粥样化"这个词来源于希腊语中"粥"这个词。之所以这样叫是因为动脉中沉积物与浓稠的粥非常相似。这种动脉沉积的现象叫作动脉硬化症,而且它只在身体的某些部位发生。患了动脉硬化症,血液会比正常的血液黏稠,并含有凝块,在它们的共同作用下,动脉会出现阻塞,从而使血液流动中断。如果这发生在为心脏给养的动脉血管里,那么,由它们负责给养的那半边心脏就会因缺少氧气而死。这叫作心肌梗死或心脏病。在出现这种情况之前,许多人被诊断为心绞痛——由于为心肌提供氧气和葡萄糖的冠状动脉被部分阻塞,心脏获得的氧气受到限制,因而引起胸口疼。这种情况通常发生在我们用力或者承受压力的时候。

假如血管阻塞发生在大脑里,那么一部分大脑就会死亡,这就是中风。大脑里的动脉非常脆弱。有时候引起中风的并不是血管阻塞,而是动脉破裂,这就是脑溢血。如果阻塞发生在腿部,就会引起腿部疼痛,这就是血栓症的一种(一个血栓就是一个血块儿)。当体表的动脉发生阻塞时,就会在手部或腿部等处造成体表循环不畅。

造成所谓"心脏病"的主要原因有两个:动脉硬化(动脉里沉积物的形成)和血块的出现(浓血)。

然而,还有第三个问题能够并且通常会伴随着动脉粥样硬化一道出现,那就是动脉硬化——动脉的变硬。动脉是有韧性的,不管是不是有动脉粥样硬化的出现,它都会随着时间的推移逐渐失去弹性而变硬。原因之一是缺少维生素 C,因为如果缺乏维生素 C 人体就无法产生胶原质,而胶原质能够让皮肤及动脉保持柔软。动脉硬化、动脉粥样硬化和浓血都会使我们的血压升高,从而使我们更容易患血栓症,心绞痛,心脏病或者中风。

1.2.7　细胞凋亡

在心血管临床中报道细胞凋亡较早者是其与心律失常的关系。James 曾从形态学上总结了自己近 30 年来对心脏传导系紊乱研究的病例,指出心脏电活动的紊乱有许多源于先天性,而且在多发性浦肯野细胞瘤、房室结先天性良心血管系统性多囊瘤、某些类型的先天性心脏传导阻滞、房室结和希氏束在出生后的形态发生、Wolff – Parkinson – White 综合征、家族性房颤以及 QT 间期延长综合征均与细胞凋亡有关;随后,他又提出阵发性心律失常、传导系紊乱(某些病例可致猝死)及心律失常源性右心室发育不良与细胞凋亡有关,并通过对三例心脏传导阻滞猝死的患者进行尸检,发现其窦房结、房室结缺如,且心脏传导系统的心肌细胞数量极度减少,更证实此类心律失常的发生与心肌细胞凋亡有关。

细胞凋亡在心血管临床中的另一方面表现是其与心脏超负荷及心力衰竭的关系。心脏超负荷的早期,心肌细胞出现代偿性肥大,若心脏负荷持续过大,则心肌细胞数量减少;心力衰竭主要表现为心脏收缩功能下降,射血分数减少,其决定因素是心肌细胞数量的降低及心肌组织的纤维化。Katz 通过实验提出慢性心肌肥大的有害反应包括心肌细胞对生长因子反应的失调,即在衰老或持续负荷过重的心肌细胞,原可介导细胞肥大反应的某些生长因子亦可促进细胞凋亡;而具有生长抑制和扩血管作用的血管紧张素转换酶抑制剂和硝酸盐类药物,可通过抑制这些生长因子的产生而改善心衰的预后。Bing 的实验证实在持续超负荷的心脏中,生理状态下抑制细胞凋亡的某些营养因子的数量减少,亦可诱发心肌细胞的凋亡。Teiger 等通过 DNA 凝胶电泳和原位 3′末端标记证实,小鼠心脏在压力负荷过大时引起心肌细胞肥大,并伴随心肌细胞数量的减少,尤其在压力超负荷的早期(7 天内),细胞数量的减少主要是由于细胞凋亡,在第 4 天凋亡细胞的数量达到峰值。

动脉粥样硬化是西方国家的常见病,其主要病理学特征是动脉内膜的损伤和血管平滑肌细胞的增生,在它的发病机理中是否有细胞凋亡的参与,引起许多学者的关注。Cho 等通过对新生羊多部位大动脉的观察,指出新生哺乳动物的血管构型在出生后可

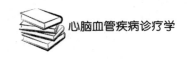

因血流、压力等因素的影响而发生重塑,在重塑过程中,血管平滑肌细胞发生增生和低水平的凋亡;随动物年龄的增加,血管重塑减少,平滑肌细胞的增生和凋亡率亦随之下降。Bennett 等发现鼠血管平滑肌细胞的凋亡,若是由 c-myc 诱导则 P53 基因起促进凋亡作用,而由 bcl-2 抑制则 P53 不表现促进凋亡作用,去除生长因子后的血管内皮细胞所发生的凋亡亦与 P53 无关。Kockx 等从 47 例再次行冠脉搭桥术的患者处取出 80 只已狭窄或闭塞的大隐静脉移植片段,发现 65 只移植片段其狭窄和闭塞是由于平滑肌层的增厚,肌层的增厚是由于平滑肌细胞凋亡后的纤维化所致。Bennett 等进一步观察了人的粥样硬化的冠状动脉、正常冠状动脉和主动脉,发现粥样硬化的和正常的冠状动脉平滑肌细胞均存在凋亡,但正常动脉的平滑肌细胞只是在去除血清中生长因子后才发生凋亡,而粥样斑块中的平滑肌细胞在有血清的情况下即可发生凋亡,去除血清则凋亡率明显增加,故推测血管壁上的粥样斑块的脱落崩解是平滑肌细胞异常凋亡所致。Isner 等观察了 56 例因冠状动脉粥样硬化行 PTCA 术和 PTCA 术后再狭窄患者的旋切斑块,发现有 35 例标本中存在血管平滑肌细胞的凋亡,尤其再狭窄的病例较原发病例的凋亡率显著增高,提示 PTCA 术后再狭窄的发生很可能与平滑肌细胞增殖和凋亡失调及纤维化过度有关。Han 等检测了 35 例冠脉粥样硬化的患者,发现有 25 例标本中存在细胞凋亡,更证实了动脉粥样硬化的发生与细胞凋亡有关。

缺血性心脏病的日益增多已引起注意,一些学者探讨了缺血状态下心肌细胞是否发生凋亡。Tanaka 等将离体新生大鼠的心肌细胞置于无氧的培养环境中,发现其在 12 小时后出现细胞凋亡,而对照组的非心肌细胞(成纤维细胞)在 72 小时后仍无凋亡,反而出现增殖。Itoh 等观察了 19 例死于急性心肌梗死患者的心肌细胞,发现这些患者的心肌细胞除坏死外还存在凋亡。Kajstura 等通过阻断大鼠的冠状动脉,观察到在心肌缺血的早期,心肌细胞发生凋亡者显著多于发生坏死者。

减少组织器官缺血性损伤的最有效方法是尽快恢复其再灌注,但是较长时间缺血后的再灌注却可能导致更为严重的损伤即所谓再灌注损伤。Gottlieb 等通过家兔离体心脏灌注模型,发现单纯缺血 30 分钟、270 分钟和缺血 5 分钟再灌注 240 分钟的心肌细胞均未见凋亡,而缺血 30 分钟再灌注 240 分钟的心肌细胞出现凋亡,提示细胞凋亡可能是心肌对再灌注损伤的一个特殊反应,并有可能与迟发性心肌细胞死亡(临床上如心肌顿抑的发生)有关。

1.2.8 心血管系统药理实验中的选择与应用

1.2.8.1 血压测量

插管直接测压法:在研究中经常应用动物急性血压试验来分析药物等对循环系统

的影响,常用的动物有狗、猫、家兔和大白鼠。猴、羊、豚鼠、小鼠、鸡、鸟和蛙的血压值和急性测压法虽有报告,但极少用于药物对血液循环影响的常规研究

大白鼠血压除对个别药物(如毒扁豆碱)反应异常外,对绝大多数的升压和降压物质的反应都和人或大动物(如狗、猫)是一致的,并且反应十分灵敏,目前它是检定体液或组织中去甲肾上腺素等升压物质含量的常用动物之一。大白鼠来源容易解决,较经济、用药量少、所占工作面小。缺点是动物小,操作较困难,血管较细小,易发生血液凝固,故须预先注射肝素抗凝。用狗做实验优点很多,如血压恒定,较大白鼠、家兔等小动物更接近人体,对药物反应灵敏并与人基本一致;血管和神经较粗,管壁弹性强,便于手术操作和适用于分析药物对循环系统的作用机制;心搏力量强,能描绘出完好的血压曲线;用作药物筛选时,可反复应用。缺点是来源较困难,人体贵,不适用于需要动物数量较多的实验。猫用于血压试验时除有与狗相同的优缺点外,特别值得指出的是更适用于药物对循环系统作用机制的分析,因为猫不仅有瞬膜,便于分析药物对交感神经节和节后部分的影响,而且易于制备脊髓猫以排除脊髓以上的中枢神经系统对血压的影响。此外,猫体重较狗轻(实验可用 1.8~2.5kg 体重的猫),用药量较省。家兔来源容易,性情温和,故亦常用血压试验。但并不理想,因为家兔为草食动物,个体间血压差异大,对药物反应不及上述各种动物恒定和灵敏,较脆弱,尤其是长毛大耳家兔易死亡,故它不适用于血压试验,血管较小和心搏力量较弱,插管内易发生血凝块。而且约有 20%~30% 的家兔在颈动脉上向甲状腺分出的一根小动脉,碰到这一情况,宜将此分枝反线结扎剪断,否则在其上方插入动脉插管后,当检压计加压或开放动脉夹时,较大量的枸橼酸钠可经过此侧肢,造成家兔深吸气和血压激烈波动,枸橼酸钠倒入心脏而死亡。

不插管(间接)测压法:在不插管测压法中最常用的动物是狗、大白鼠和家兔。大白鼠不插管测压法,常选用大白鼠尾容积测压法、鼠尾搏动投影响测压法和鼠脚测压法。狗不插管测压法选用颈动脉皮桥法、胫动脉间接测压法和股动脉穿刺测压法。家兔不插管测压常选用颈动脉皮桥测压法和兔耳测压法。

1.2.8.2 实验性高血压

1934 年,Goldblatt 曾证实,狭窄狗肾动脉可产生持续性高血压,这一实验研究引起了人们的普遍重视。随后,世界各地相继开展了高血压病的动物实验研究,建立了不同的高血压动物模型,并提出了各种有关高血压病病原的学说。急性实验性高血压模型,常选用的动物有狗、猫、大白鼠、家兔和猴等。引起急性实验性高血压的方式很多,如直接刺激中枢神经系统、通过神经反射、外源性儿茶酚胺类或其他体液性加压物

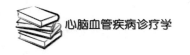

质的注射等。实验一般多在麻醉动物身上进行。

直接刺激中枢神经法，采用埋藏电极或借助于立位定各器，是刺激大白鼠或猴的侧下丘脑防御警觉区，可使动物血压明显升高，心率加快和心输出量增加等。神经反射性高血压可选狗进行，以波长 0.1 毫秒、频率 5～50 次/秒的方波刺激狗的隐神经、喉上神经或精神迷走神经中枢端，刺激时间为 15 秒，可使狗的收缩压和舒张压均升高 20～100mmHg。肾源性加压物质的注射法，选用大白鼠、家兔或狗，实验前将动物两侧肾脏摘除，手术后几小时或经 24 小时后，给动物静脉注射或滴注肾提取物、肾素或人工合成的血管紧张素均可使血压明显升高。切除动物肾脏后几小时，血中血管紧张素原即开始上升。24 小时后可增达高峰，大白鼠血中血管紧张素原值可增加 14～15 倍，狗约增加 3 倍。从而大大提高了动物对外源性肾脏加压物质的敏感性。体液性加压物质注射法，选用狗、猫或兔按 2～8μg/Kg 剂量静脉注射肾上腺素或去甲肾上腺素时，可引起血压显著而短暂的升高。给大白鼠静脉注射 0.5～3μg 肾上腺素或去甲肾上腺素，亦可出现与上相似的血压上升。若欲使血压维持长时期的升高，可采取上述药物静脉滴注给药。给狗或猫静脉注射 0.1～0.6μ 后叶加压素或给大白鼠静脉注射 0.006～0.008u 后叶加压素，均可导致受试动物的血压显著上升，但重复注射易出现耐受现象。子宫胎盘缺血型急性高血压法，选用妊娠家兔，通过胎盘作"Z"字形缝合，造成子宫胎盘缺血，手术后血压逐渐升高，于 1/2～2 小时升达高峰。但注意缝线不要穿过子宫壁，否则将不发生高血压。

慢性实验性高血压类型：遗传性高血压，家兔和大白鼠遗传性高血压均属多基因遗传。选择收缩压高于 160mmHg 的家兔，进行同系近亲繁殖，可使半数仔兔出现高血压。目前培育成功的遗传性高血压大白鼠鼠种甚多，如由 Okamoto 等培育成功的京都种大白鼠 SHR，由 Smirk 等培育成功的新西兰种大白鼠 GHR，由 Bianchi 等培育成功的米兰种大白鼠 MHS，由 Dahl 等培育成功的 Brookhaven 种高血压敏感大白鼠 HSR。此外，Okamoto 还培育了一些亚种。遗传性高血压大白鼠寿命明显缩短。

神经原型高血压，可选用狗、大白鼠和家兔等，通过机能性方法或物理方法作用于动物神经系统而诱发条件反射性高血压和皮层性高血压模型。选用出生后的小白鼠诱发隔离性高血压，如采用大白鼠隔离饲养，高血压发生率和血压升高程序均不及小白鼠显著。大灰鼠长时期处于噪音或钥匙叮当响声刺激造成的听源性紧张情况下，可诱发神经原性高血压，它与人的高血压病相类似，适用于降压药物的筛选。大灰鼠正常平均收缩压 ± 标准差为 113±8mmHg，噪音刺激 3 个月后升高到 130～140mmHg，有40% 的动物收缩压高达 160mmHg。采用大白鼠与家鼠杂交所生的大灰鼠，比纯种大白鼠较易起听源性高血压。大灰鼠以选用120天年龄的适宜。选用狗或兔小脑延髓池内注入白内陶土生理盐水混悬液,可使动物颅内压升高,随后血压亦逐渐升高,血压高峰值可超过原值50~80mmHg,并可恒定地维持几个月,但此法诱发高血压的百分率不超过半数。去抑制性高血压,常选用家兔,切断其主动脉的减压神经,或选用狗,切断颈动脉窦区神经所引起的高血压。采用狗进行实验时,最好选择宽脸面的狗,因为这种狗较易找到颈动脉窦。

肾性高血压,常选用狗、家兔和大白鼠,将动物一侧肾动脉狭窄,肾动脉血流量减少50%以上或同时狭窄两侧肾动脉,均可导致血压长期升高。狭窄家兔肾动脉分支部上方的腹主动脉,或造成肾脏小动脉及其分支的多发性栓塞,均可形成高血压。采用玻璃纸或橡皮膜包裹肾脏,或在肾周围间隙中注入火棉胶,或采用乳胶薄膜条或丝线8字形绕肾门结扎,均可使狗、家兔或大白鼠血压持久性升高。

内分泌型高血压,1942年Selye首先证明去氧皮质酮可引起小鸡高血压,附加氯化钠饲料可使高血压加剧。哺乳动物如大鼠等,单用大剂量DOC不易引起高血压,常需事先切除一侧肾脏和附加1%氯化钠饲料,才能引起持续性高血压。雌鼠较雄鼠易于诱发高血压。大白鼠体重以100~150克适宜。选用狗和大白鼠注射垂体前叶提取物或给家兔静脉注射垂体后叶加压素0.5~0.7毫克,数周后可引起血压上升。

1.3　脑血管病的解剖和生理

1.3.1　脑血管的解剖

1.3.1.1　脑动脉

脑由一对颈内动脉和一对椎动脉形成的颈内动脉系统和椎基底动脉系统供血。颈内动脉发自颈曾、动脉,椎动脉发自锁骨下动脉,两侧颈内动脉管径没有明显差异,而左、右侧椎动脉常常存在明显的个体差异。脑供血动脉在颅内经过Willis动脉环相互交通,为颅外组织供血的颈外动脉的小分支也可与颅内动脉系统的小分支交通吻合,这在血管病变时具有意义。中颅窝(所谓的颈动脉供血区或前供血区)主要由颈内动脉供血,后颅及大脑后部(椎-基底动脉供血区或后供血区)主要由椎动脉供血。

以顶枕裂为界,大脑半球的前2/3和部分间脑的血液由颈内动脉分支供应,大脑半球后1/3及部分间脑、脑干和小脑的血液由椎动脉供应。因此,将脑的动脉归纳为

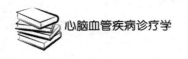

颈内动脉系和椎—基底动脉系。此两动脉系在大脑可分为皮质支和中央支,前者营养大脑皮质及其深面的白质,后者供应间脑、基底节及内囊等。

（1）颈内动脉

起自颈总动脉,颈总动脉在甲状软骨上缘分成颈内动脉和颈外动脉,颈内动脉垂直上升至颅底,由颞骨岩部的颈动脉管外口进入,沿颈动脉管向前、向内侧行进,由破裂孔人颅腔,紧贴海绵窦的内侧壁向前上方向,到前床突的内侧并向上弯转,重新出海绵窦,穿通硬脑膜进入蛛网膜下隙,并在此处转折向土,在穿出海绵窦处发出眼动脉。因此,按颈内动脉走行可将其分为颈部、岩部、海绵窦部和前床突上部4段海绵窦部和前床突上部合称虹吸部,呈"U"形或"V"形弯曲,是动脉硬化的好发部位颈内动脉供应脑部的主要分支如下。

①眼动脉:颈内动脉自海绵窦处发出后与视神经伴行进入眼眶,其供血范围包括前颅窝硬脑膜、眼眶、蝶窦、筛窦、鼻私膜等。眼动脉终末分支供应额部、鼻根部和眼睑的皮肤,并与颈外动脉分支的面动脉和领内动脉吻合,构成颈内动脉狭窄或闭塞时的侧支循环（眼动脉侧支）,眼动脉起始部远端的颈内动脉的动脉瘤可导致蛛网膜下隙出血

②大脑前动脉:自颈内动脉发出后又发出一些小分支进入前穿支,在视神经上方向前内行,进入大脑纵裂,两侧的大脑前动脉借前交通动脉相连,然后沿胼胝体沟向后行。皮质支又称浅支,分布于顶枕沟以前的半球内侧面,额叶底面的一部分和额、顶两叶上外侧,供应额极、额叶内侧、额中回、旁中央小叶、胼胝体和透明隔;中央支又称深支或前深穿动脉,分内侧前深穿动脉和外侧前深穿动脉,自大脑前动脉的近侧段发出,经前穿质人脑实质,供应尾状核前部、豆状核前部、苍白球外侧核和内囊前肢。

③大脑中动脉:分布于大脑半球的背外侧面,为供应大脑半球血液最多的动脉,是所有大脑动脉中最粗大的,供应整个脑血液量的80%,也是最易发生循环障碍的血管,可认为是颈内动脉的直接延续。大脑中动脉自颈内动脉发出后进入大脑外侧裂内,分为数个皮质支,营养大脑半球上外侧面的大部和岛叶,其中包括躯体运动中枢、躯体感觉中枢和语言中枢。若该动脉发生阻塞,将出现严重的功能障碍。大脑中动脉经前穿支时,发出一些细小的中央支,又称豆纹动脉,垂直向上进入脑实质,营养尾状核、豆状核、内囊膝和后肢的前部。豆纹动脉（又名出血动脉）行程呈"S"形弯曲,根据血流动力学原理,容易破裂出血,出现严重的功能障碍。

大脑中动脉皮质支供应大脑外侧面各区域的血液,其主要分支有眶额动脉,中央前回动脉,中央回动脉,顶前动脉,顶后动脉,角回动脉,颞枕、颞后动脉及颞前动脉。

此外大脑中动脉供应的皮质区还包括除大脑纵裂缘以外的感觉运动区、重要语言皮质区、听觉皮质区和味觉皮质区。

大脑中动脉起始段即为大脑中动脉的中央动脉分为前外侧中央动脉、前外侧丘纹动脉、内侧和外侧穿动脉、豆纹动脉等多个分支,主要供应基底节和内囊,容易破裂出血。实际上它的许多分支都经豆状核穿过内囊到达尾状核,其中任何一支出血,都会导致对侧偏瘫。损害范围可确定出血的部位,但某部位的出血只限于某支脑动脉出血的说法是欠妥的。前外侧中央动脉分为内、外支。外侧支在起点1cm以外发出3~5个分支,规律整齐地沿着前内侧嗅裂外侧分布,最外侧一支在前后内侧嗅裂拐角处穿入,各中央动脉穿入后成扇状排列,经壳核表面或浅层弧形上行,穿过内囊达尾状核中,各支血管排列的顺序恒定,一般由外向内、外侧位的两支斜向后行,且多以第2支排列到最后,最外侧的一支位置稍前,因此外侧两支呈交叉状态。第3支经壳核中部浅层走行,第4支经壳核前部浅层上行。第4支多分为深、浅两支,深支经壳核与苍白球之间上行。如果有第5支,第3、4支多为深浅关系。第5支经壳核前部上走行内侧支从起始部1cm以内发出,在前内侧嗅裂内侧,返动脉穿入部位的稍后方穿入。一支经壳核前部浅层走行,并分支至深层;另一支经壳核中部深层上走行。各支血管均穿过内囊至尾状核。其他一些小分支直至壳核腹侧部。在返动脉发育较差的情况下,内侧支有分支分布至壳核前端。

④脉络膜前动脉:脉络膜前动脉沿视束下面向后外走行,向后越过视束前部,至大脑脚前缘又斜向后外,再越过视束,在海马回钩附近,经脉络膜裂入侧脑室下角,终止于脉络丛,与脉络膜后外动脉吻合,向后上绕经二角区,在室间孔与三脑室脉络丛相接。进入下角前,发出1~3个皮质动脉和2~3支中央动脉。皮质动脉分布于海马回钩,在视束外侧分支入外侧膝状体、大脑脚、乳头体、灰结节、尾状核、杏仁核和海马等处。纹状体内囊动脉供应纹状体和内囊的中央动脉,从脉络膜前动脉发出,少数直接从颈内动脉发出。一支穿视束斜而后外达苍白球;另一支在视束外侧向后行于视束外侧的一个狭隙内,再向后外,经内囊后支及豆状核下缘沿视辐射朝向后行,发1~2支至苍白球。此动脉管径细小且行程又长,易被血栓阻塞,所以临床上苍白球和海马发病较多。脉络膜前动脉和纹状体内囊动脉分布的范围为内囊后肢的后2/3、内囊膝、尾状核、苍白球、杏仁核、丘脑、丘脑下部、乳头体、灰结节、外侧膝状体的外侧、视束、红核、黑质、听辐射、大脑脚、豆状核、侧脑室脉络膜丛、海马、海马回及钩。

⑤后交通动脉:后交通动脉是颈内动脉系与椎—基底动脉系的吻合支在蝶鞍和动眼神经的上面,水平向后稍向内行,与大脑后动脉吻合。因此,当发生后交通动脉瘤

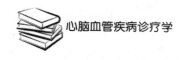

时,会压迫动眼神经,出现动眼神经麻痹症状,引起眼球运动障碍和瞳孔散大。中央支前群供应下丘脑、丘脑腹侧、视束前部和内囊后肢;中央支后群供应丘脑底核。这些中央动脉之间没有吻合,其中任何一支阻塞,接受该支供应的区域将发生梗死。结节丘脑动脉是中央动脉中最大的分支,大多是从后交通动脉中段发出,在下腔内向上外行走,在灰结节、视束和大脑脚之间的三角形区域内进入脑实质,弯向内行进,经乳头体核前缘至丘脑内侧部,再经乳头丘脑束前面膝状弯曲折向外上方行,到达内囊。

（2）椎动脉

起自锁骨下动脉第 1 段,穿第 6 至第 1 颈椎横突孔构成的骨管隧道内,达寰椎横突孔上面弯向后内,绕过寰椎后弓,穿寰枕筋膜及硬膜经枕骨大孔入颅腔,入颅后,左、右椎动脉逐渐靠拢,沿延髓侧血斜向内上,在脑桥与延髓交界处合为基底动脉,从底动脉沿脑桥腹侧的基底沟上行,至脑桥上缘分为左、右大脑后动脉两大终支。椎动脉起始部位是脑血管病的好发部位。椎动脉细而长,行程迂曲,在椎骨间的关系改变时,如头过度后仰或回旋时,均可影响到椎动脉供血,导致脑干缺血。

①椎动脉主要分支:脊髓前动脉;脊髓前动脉一般在椎动脉合并成基底动脉前附近的内侧面发出,斜向前内,平橄榄体下与对侧的合成单干,沿前正中裂下降,接受各节段的脊髓支。发出延髓动脉,经前正中裂突入,分布至 9～11 颅神经根。

脊髓后动脉:多从小脑下后动脉发出,也可在延髓侧面从椎动脉发出。发出后先绕过延髓向后,再沿脊髓后面下降。

小脑下后动脉:是椎动脉最大的分支,平橄榄下端附近发出,经 9～11 颅神经根丝之前,向后上方行。其近侧部有恒定的大撑曲,凸向外。向后外行经延髓与小脑扁桃体之间,行程弯曲,供应小脑下面后部和延髓后外侧部。该动脉行程弯曲,易发生栓塞而出现同侧面部浅感觉障碍,对侧躯体浅感觉障碍(交叉性麻痹)和小脑性共济失调等。该动脉还发出脉络膜支组成第 4 脑室脉络丛。发出脉络膜支后,再弯向后下达扁桃体内侧面中部分为内外支。内侧支即下蚓动脉,在中线分为前、后两支,前支细小,后支粗大沿叫垂、叫锥的侧面回后达叫叶、叫结节有时达山坡下缘与上叫动脉形成明显粗大的动脉吻合。

②基底动脉其主要分支:小脑下前动脉:自基底动脉起始段发出,从基底动脉下 1/3 段发出的最多。向后外斜行,在面听神经的前面、后面或中间,达绒球外上方弯向下内,分内外侧支,分布于小脑下面的前外侧部。内侧支行向内,至小脑下面的前外侧部。外侧支细小,沿脑桥臂向外行,经小脑边缘达水平裂。其起始段还发出一些小支至脑桥,延髓,展神经、面神经、前庭蜗神经的神经根、在小脑前外侧缘还发出小支绕过

脑桥臂至齿状核万经腹侧达小脑下面,供应小脑下面的前部。

迷路动脉:又称为内听动脉,细长,80%以上的迷路动脉发自小脑下前动脉与面神经和位听神经伴行,人内听道,分为蜗支与前庭支人内耳,供应内耳迷路。动脉血液减少时,可以引起恶心、呕吐及眩晕等平衡障碍,如同时失听,提示为椎—基底动脉系统的疾病。

自基底动脉两侧及后面发出的动脉,左右侧各有4~5支,沿脑桥前外侧入脑桥从基底动脉后壁近脑面发出许多细小的小动脉,从基底动脉沟缘穿人脑实质内,供应脑桥基底部上端及下端还有一些细分支,分别入脚间窝、育孔和延髓脑桥沟内,分别命名为脑桥前内侧动脉,脑桥前外侧动脉,脑桥外侧动脉,脑桥后动脉。前内侧动脉和前外侧动脉。

小脑上动脉:在近基底动脉的末端发出,绕大脑脚向后,供应小脑上部其中内侧支较大,行向后内,在小脑上缘内侧部与上丘侧面之间分为2~3支,最内侧的一支叫上叫动脉,在山顶前缘分为前后两支——前支向前至小脑舌及中央叶,后支向后,一般再分为两小支,一小支至中线的侧沿山顶,山坡,蚓叶,与下叫动脉之支形成明显的吻合;另一小支沿上蚓与半球之间向后行内侧支的其他分支,分布于中央叶,前后方叶及上平月叶的内侧部外侧支较小,行于只叉神经根的后外侧,经小脑前上缘外侧至小脑下面的下平月叶、二腹叶的外侧。

大脑后动脉:是基底动脉的终末分支,在脑桥上缘由基底动脉发出后伴动眼神经和小脑上动脉的上方,绕大脑脚向后,沿海马回钩转至颞叶和枕叶内侧面皮质支分布于颞叶的内侧面和底而及枕叶,中央支由起始部发出,经脚间窝入脑实质,供应背侧丘脑,内、外侧膝状体,下丘脑和底丘脑等动眼神经在大脑后与小脑七动脉之间,当颅内高压导致海马庙时,海马旁回钩移至小脑幕切迹下方,使大脑后动脉向下移位,压迫;十牵拉动眼神经,可导致动眼神经麻痹,大脑后动脉可以受小脑幕游离缘的压迫,引起枕叶的梗死。若两侧枕叶梗死,将出现皮质一育一若丘脑膝状体动脉阻塞,会出现丘脑综合征,表现为痛、温觉消失,且有特殊的不愉快感觉。

(3)大脑动脉环(Willis 环)

颈内动脉与椎—基底动脉人颅后,由两侧大脑前动脉起始段,颈内动脉,大脑后动脉借前、后交通动脉连通而共同组成一个多角形的动脉环。位于脑底下方,蝶鞍土方,环绕视交叉、灰结节及乳头体周围。此环使两侧颈内动脉系与椎—基底动脉系相交通在正常情况下两侧的血液是不会混流的,一般各动脉连接成完整环状,作为一种代偿的潜在装置,分为前、后两部前部由两侧大脑前动脉交通前段和前交通动脉所组成、后

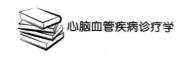

部由双侧后交通动脉和大脑后动脉交通前段所组成。当大脑动脉环的某处发育不良或被阻断时,可在一定程度上通过该环使血液重新分配和代偿,以维持脑的血液供应。

(4)脑动脉的吻合和侧副循环

①脑底部的动脉吻合:Willis 环是脑底最大,也是最币要的动脉吻合,对脑血液功能的调节起重要作用,它保证了二对大脑动脉左右侧基本平衡的血液供应。

②脑周围的动脉吻合:各大动脉的皮质支的末梢在软脑膜内形成弥漫的软脑膜血管网,彼此互相沟通,在脑沟深部可发现软脑膜动脉间的吻合,有端端吻合和枝形吻合的形式,一般多见于 3 条大脑动脉供血区的交错区。

③内动脉吻合:脑动脉之间的吻合是广泛存在的,大脑后动脉和大脑中动脉的供血范围有很大变异。一般情况下,大脑后动脉的供血区扩大到外侧裂,但另一些情况,大脑中动脉供应枕叶凸面和枕极,但距状裂旁的视觉皮质恒定接受大脑后动脉的供血。由于视放射常常山大脑中动脉供血,听以偏言不一定归咎于大脑后动脉梗死。除枕叶以外,大脑后动脉还供应颞叶内侧面(颞支)。

④颈外动脉 – 颈内动脉侧支循环;颈内动脉狭窄时血液经过颈外动脉绕行进入颈内动脉及其供血区。面动脉和颞浅动脉则可以通过内眦动脉与眼动脉交通,眼动脉血液冉逆行进入颈内动脉虹吸段。颊动脉也可发出侧支至眼动脉。另外,咽升动脉和 ACI 脑膜支之间也可出现颅内、外颈动脉供血区的交通吻合。

⑤颈外动脉 – 椎动脉的侧支循环:椎动脉供血区与颈外动脉供血区通过供应颈部肌肉和项部肌肉的血管分支相互交通,其中,枕动脉为颈外动脉的输出性动脉分支,可以产生双向性的侧支循环椎动脉,近端闭塞时可通过枕动脉发出代偿性供应项部肌肉的分支。相反地,颈总动脉或颈外动脉近端闭塞时,椎动脉的肌肉分支通过枕动脉输送至颈外动脉供血区。例如,颈内动脉和颞外动脉供血中断,椎动脉发出的侧支可逆行供血至颈外动脉,然后正向输入颈内动脉。

1.3.1.2 脑静脉

脑的静脉分为大脑浅静脉组和大脑深静脉组,两组之间相互吻合,浅静脉组主要收集大脑半球的皮质和髓质的静脉血,分大脑上静脉、大脑中静脉和大脑下静脉,它们之间有着丰富的吻合。深静脉组主要收集大脑半球髓质(包括内囊)、基底节、间脑及脑室脉络丛等的静脉血,分为大脑大静脉系(亦称 Galen 静脉系)和基底静脉系(亦称 Rosenthal 静脉)两部。

脑静脉与体周围静脉不同,脑的静脉性硬膜窦与动脉分开走行,不与动脉伴行,因此动脉性供血区与静脉性引流区不一致脑静脉壁薄、无瓣膜,可分为两类,一类是收集大脑血液的静脉,另一类是收集脑十和小脑血液的静脉;脑实质的静脉血通过短的皮质静脉被引流至蛛网膜下隙和硬膜下腔。皮质静脉根据部位可分为额叶一的上吻合静脉(亦称 Trollard 静脉)、大脑后上静脉、颞叶的大脑中浅静脉和下吻合静脉。

大脑外静脉是以大脑外沟为界的三组静脉,其中包括大脑上静脉(外侧沟以上) 8 ~ 12 支,收集大脑半球外侧面和内侧面的血液,注入上矢状窦;大脑下静脉(外侧沟以下)主要注入横窦和海绵窦;中组又分为浅、深两组,大脑中浅静脉收集半球外侧面近外侧沟的静脉,本十沿外侧沟向前下,注入海绵窦,大脑中深静脉收集脑岛的血液,与大脑前静脉和纹状体静脉汇合成基底静脉。基底静脉注入大脑大静脉。

大脑内静脉是由脉络膜静脉和丘脑纹静脉在室间孔后上缘合成,向后至松果体后方。与对侧的大脑内静脉汇合成一条大脑大静脉。大脑大静脉收集半球深部的髓质、基底核、间脑和脉络丛等处的静脉血,在胼胝体压部的后下方向后注入直窦。

1.3.2 脑循环的临床生理

1.3.2.1 脑血管生理

脑动脉壁是山内膜、中膜和外膜组成,与口径相同的颅外动脉壁相比,内膜与其相同,中膜和外膜明显薄弱。

脑动脉的内膜是由一层内皮细胞和内弹力膜组成、内皮多为扁平细胞,其长轴与动脉长轴平行。内弹力膜为均匀基质,较厚,增厚的内弹力膜可缓冲动脉血对管壁的冲击,对脑起保护作用。微动脉壁的内弹力膜则有中断,不完整。脑动脉的中膜是由 10 ~ 12 层平滑肌环组成、肌纤维呈轻度螺旋形排列,平滑肌细胞间散在有弹力膜和少量的胶原纤维微动脉壁的中膜仅含一、二层平滑肌。脑动脉的外膜是由结缔组织、神经纤维和营养血管组成。结缔组织中含有网状纤维、胶原纤维和弹力纤维稀少,没有外弹力膜。神经纤维分布于外膜与中膜交界处,但神经末梢末与肌膜接触,一般认为,它们分泌化学递质,属肾上腺素能纤维和胆碱能纤维,肾上腺素能纤维与脑血管收缩有关,胆碱能纤维可能与血管舒张有关。此外,在血管外膜和中膜交界处,还存在一种脑血管肤能神经纤维,有扩张血管的作用。脑实质的动脉则缺乏外膜,而代之以由蛛网膜延伸的血管周围膜。

总之,脑动脉属肌型动脉,内弹力膜较厚,中膜和外膜较薄,弹力纤维减少,没有外弹力膜,因此脑动脉搏动较少。

1.3.2.2 脑循环生理

脑的血液供应来自两侧的颈内动脉和椎动脉。前者供应大脑半球前 2/3 和部分

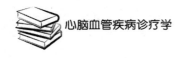

间脑;后者供应大脑半球后 1/3、间脑后部、小脑和脑干。脑静脉血汇合成脑静脉窦,经颈内静脉汇入腔静脉。

(1)脑循环的特点

①脑血流量大、耗氧量大:正常成年人在安静状态下,每 100g 脑组织的血流量为 50~60ml/min,脑循环总的血流量约为 750ml/min,脑的重量仅占体重的 2% 左右,但血流量占心输出量的 15% 左右。由于脑组织代谢水平高,耗氧量员也很大。安静时每 100g 脑组织耗氧占全身总耗氧量的 20% 。脑组织对缺血和缺氧的耐受性较低,例如,每 100g 脑组织血流量低于 40ml/min 时,将出现脑缺血症状;在正常体温条件下,脑血流完全中断数秒,意识立即丧失,中断 5~6min 或以上,将会产生不可逆的脑损伤。

②脑血流量变化小:脑位于由颅骨构成的骨性颅腔内。除脑组织外,颅腔内还有脑血管(包括血管内血流)和脑脊液允满。因此,脑血管的舒缩程度就受到很大的限制。所以,脑血流量的变化范围明显小于其他器官。

③血-脑脊液屏障和血-脑屏障:血-脑脊液屏障和血-脑屏障的存在,限制物质在血液与脑脊液和血液与脑组织的自由变换。

(2)脑血流的调节

与其他器官一样,脑血流量取决于动、静脉压差,颅内压,血液黏滞度和脑血管舒缩状态。在正常情况下,颈内静脉压接近于右心房压,且变化不大,脑血流阻力的变化也很小,所以影响脑血流量的主要因素是自身调节。

①脑血管的自身调节:正常情况时,脑循环的灌注压为 80~100mmHg。平均动脉压在 60~140mmHg 范围内波动时,脑血管可通过自身的调节机制使脑血流量保持相对稳定。当平均动脉压低于 60mmHg 以下时,脑血流量出现明显减少,可引起脑功能障碍;当平均动脉压高于 140mmHg 时,脑血流量将随动脉压而增加。严重时会因脑毛细血管血压过高引发脑水肿。

②血液中 CO_2 分压升高和低氧对脑血流的影响

血液 CO_2 分压升高和低氧对脑血管有直接的舒血管效应,其机制包括:血液中的 CO_2 进入脑组织,将会在碳酸配酶的作用下与 H_2O 结合生成 H_2CO_3。后者将解离出 H^+。H^+ 浓度升高和低氧都可以使脑血管舒张。CO_2 分压的升高和低氧将引起化学感受性反射从而引起血管收缩。由于化学感受性反射对脑血管的缩血管效应较小,所以血液中的 CO_2 分压升高和低氧对脑血管的舒血管效应十分明显。

③神经调节:脑血管受来自颈上神经节交感缩血管纤维和来自蝶鞍神经节副交感

舒血管纤维的支配,但在平时对脑血流量所起的调节作用很小。因此刺激或切断上述支配神经后,脑血流量并无明显改变。

④脑的代谢和颅内压对脑血流的影响:脑各部分的血流量与其部分脑组织的代谢活动呈正相关的关系。颅内压升高时,将对脑血管产生压迫作用,直接导致脑血流量减少。

1.3.2.3 血-脑脊液屏障和血-脑屏障

脑室和蛛网膜下隙中充满脑脊液。正常成年人的脑脊液量约150ml,其中近2/3是由脑室脉络丛上皮细胞分泌而成,另外1/3则由室管膜细胞分泌和软脑膜血管及脑毛细血管滤过产生。脑脊液生成后,则由侧脑室经第三脑室、导水管、第四脑室进入蛛网膜下隙,然后由蛛网膜绒毛吸收人硬脑膜静脉窦的血液中,完成脑脊液的循环。

血-脑屏障取决于脑内毛细血管的内皮细胞的专门化特性,由于细胞通透性远远不及供应外周器官的毛细血管内皮细胞,所以蛋白质、离子及亲水性分子不能通过,亲脂性分子(如酒精)和气体则可以通过。组成血-脑屏障的另一种成分是脉络丛,特化的内皮细胞围绕脉络丛毛细血_管并分泌脑脊液。

脑脊液的主要功能是在脑、脊髓和颅腔、椎管之间起着缓冲作用,有保护脑和脊髓的意义。当头部受到外力打击时,因脑脊液的缓冲可减小脑部发生震荡或移位的程度。同时,由于脑组织浸浴于脑脊液之中,对脑产生一定的浮力,使脑组织重量减轻到仅有50g左右,从而减轻脑组织对颅底部神经和血管的压迫。另外,脑脊液是连接脑和脊髓神经组织与血液之间物质交换的媒介。

脑脊液的成分与血浆的成分不同。脑脊液中蛋白质含量极微,葡萄糖含量以及K^+,HCO_3^-、和Ca^{2+}的浓度一也较血浆少,但Na^+和Mg^+的浓度则较血浆高。这表明脑脊液的形成不是简单的血浆滤过,而是主动转运过程。一些大分子物质较难从血液进入脑脊液,很可能在血液与脑脊液之间存在某种特殊的屏障,因而称为血-脑脊液屏。这一屏障的组织学基础是无孔的毛细血管壁和脉络丛细胞中运输各种物质的特殊载体系统。

血液与脑组织之间也存在类似的屏障,限制物质在血液和脑组织之间的自由交换,故称为血-脑屏障、脂溶性物质如CO_2、O_2、某些麻醉剂及乙醇等,很容易通过血-脑屏障,对于不同的水溶性物质来说,其通透性并不一定与其分子的大小有关。例如,葡萄糖和氨基酸的通透性较高,而甘露醇、蔗糖和许多离子的通透性则很低,甚至不能通透,这说明脑内毛细血管处的物质交换与体内其他部位的毛细血管是不同的,有许多主动的转运过程在电子显微镜下可见,脑内大多数毛细血_管表面都被星形胶质细

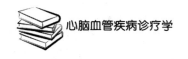

胞伸出的突起（血管周足）所包围。由此推测，毛细血管内的血液与神经元之间进行物质交换时，都要通过神经胶质细胞中介。因而认为，毛细血管内皮细胞、内皮下基膜和星形胶质细胞的血管周足等结构可能是血－脑屏障的结构基础。另外，毛细血管壁对各种物质的特殊的通透性也与这种屏障作用有重要的关系。

分子自由扩散通过内皮细胞层，这一细胞层沿脉络丛毛细血管排列，而这些毛细血管末紧密连接。然而，它们却被分泌脑脊液的脉络丛上皮细胞间的紧密连接所限制。在脑脊液总的液体与诸如室管膜上皮细胞、胶质细胞和神经元等不同细胞层之间，并不存在屏障。沿脑毛细血管排列的内皮细胞以环状连接而联合在一起。这阻止了分子自由地从血液扩散进入脑组织或从脑组织进入血液。

血－脑脊液屏障和血－脑屏障对于保持脑组织内环境理化因素的相对稳定，防止血液中有害物质侵入脑组织具有重要意义。在脑组织缺氧、损伤以及脑瘤所在部位，毛细血管的通透性增高，可使平时不易通过血脑屏障的物质进入病变部位，并导致脑脊液的理化性质、血清学和细胞学特性发生改变。临床上检查脑脊液标本，可对神经系统某些疾病的诊断提供参考依据

在脑室系统，脑脊液和脑组织之间为室管膜所分隔。在脑的表面，脑脊液和脑组织之间为软脑膜所分隔室管膜和软脑膜的通透性都很高，脑脊液中的物质很容易通过它们进入脑组织。临床上为使那些不易透过血脑屏障的药物较快进入脑组织，可将药物直接注入脑脊液内。

2 冠心病

2.1 冠状动脉解剖学

左、右冠状动脉是从主动脉发出的,也是极端重要的第一个分支,完全靠它向心脏提供血液。它们的开口深处主动脉根部,分别在左、右主动脉窦内。若以主动脉瓣附着缘连线为界,可将主动脉窦分为窦内和窦外,开口的绝大多数均处于窦内,其余的开口在窦外或窦线上。

2.1.1 左冠状动脉

初为一总干,长约0.1~2.8cm,埋藏在肺动脉起始部与左心耳之间心外膜深层脂肪组织中,但也有极个别人无总干,此时的前降支和旋支并列分别开口于左主动脉窦内。总干在左房室沟内分为前降支和旋支,42%的人在两支之间发出一对角支,个别也有发出两个对角支的。

2.1.1.1 前降支和旋支

它们是左冠状动脉的主干,前降支沿前纵沟在心外膜下走向心尖,到前纵沟末端向后绕过心缘终于心脏隔面的下三分之一附近,或与后降支发生吻合。提起左心耳、可见心外膜下脂肪深部的旋支沿左房室沟左行绕过心左缘,到心脏的后面。有的旋支甚短,只达心左缘,有的较长甚至分布到左室正后或部分右心室。前降支和旋支之间形成一定角度(40~150度),但多呈直角。它们在途中又分出心房分支和心室分支。

2.1.1.2 左房分支

(1)左房前支

于左心耳根部发自旋支的初始部,向上行走在主动脉根部和左心房之间,分布到左心房前内侧壁。有时它还发出一较大的窦房结动脉,向上后至上腔静脉终部并环绕上腔静脉口,且沿途发出许多小支到左、右心房之间,组成心房动脉网络。

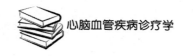

（2）左房中间动脉

较恒定地起自心左缘处的旋支,分布到左心房侧后面。

（3）左房后支

较小,发自旋支的膈面,分布左心房后壁。

2.1.1.3 左室分支

大致可分为左室前和左室后两组,它们分别是:

（1）对角支

多起自前降支与旋支分叉处,有长有短,分布左室前壁,长者可达心尖区。

（2）左室支

沿前降支而下向左室前壁发出 3～5 支（最多可达 9 支）,较大的左室支,可分布到心左缘和心尖区,以及从旋支向下分出的左室前支,供应左室前壁和侧壁血运。

（3）左缘支

系由旋支在房室沟左缘处分出,一般较大,分布到左心缘侧壁,或它本身就是旋支的终末分布。

（4）室中膈前支

系由前降支的深面发出较大的分支（12～17 支）,垂直进膈,分布其前三分之二区域,并在室间隔内与来自后降支的室中膈分支形成网络和吻合。

（5）左室后支

其大小来源变异较大,如旋支不发达,它可来自右冠状动脉。反之,如果旋支较粗长并进入后纵沟,则左室后支常由旋支发出,分布到左、右心室的后面。

（6）前降支

还发出较多的小分支,分布到前纵沟附近的右心室前壁。

2.1.2 右冠状动脉

起自右主动脉窦,在肺动脉始部与右心耳之间心外膜下脂肪深层沿右房室沟右行,绕过心右缘到心脏膈面。在心后面房室交界处进入后纵沟转向下,走向心尖区,在后纵沟内的部分称为后降支。右冠状动脉沿途发出分支到右心室,右心房,室间隔后部和左心室后壁等处。右冠状动脉有如下分支。

2.1.2.1 右房支

（1）右房前支（1～3 支）

发自右冠状动脉的初始部 1cm 处,上行分布到右心耳和右心房并在右心耳与主动脉之间形成血管网络,有的还发出较大的分支到上腔静脉终末并环绕上腔静脉口,以代替来自左冠的窦房结动脉。

（2）右房中支

此支较恒定,起自心右缘处的右冠状动脉,分布到右房外侧壁并与右心房壁的动脉网络相通,或直接成为窦房结动脉。

（3）右房后支

起自右冠状动脉膈面的分支(1~2支),较细短,分布到右房后面。但有时也较粗长,起自后降支起始部,可分布到右心房和肺静脉终末附近,甚至达左心房后壁。

2.1.2.2　右室支

（1）右室前支

在右房室沟处有数支较细短向下分支到右心室前壁,其第一支分布到肺动脉圆锥（又叫右圆锥支）,与来自前降支的细短的左圆锥支在肺圆锥壁上吻合形成网环(即Vieassens环),是常见的左、右冠状动脉之间的侧支血管,并有血管与肺动脉壁或主动脉根部血管网络相连。

（2）右缘支

由心右缘的右冠状动脉发出,常是其最大的分支血管,向下分布到右心室前侧壁。临床上某些心内手术需要在右心室前壁作切口时,要注意来自前降支和右室支中较大分支的走行。

（3）右室后支

较细短,由右冠状动脉在心膈面处分出,分布到右心室膈面。但有时也较粗长,向下斜行甚至到后纵沟近心尖区。

（4）左室后支

这是右冠状动脉越过房室交点处的分支,分布到左心室膈面的血管,它们常与后纵沟大致平行,分支数目可多可少。

（5）后降支

它主要是右冠状动脉的终末段,位于后纵沟内,并向左、右心室的后壁发出一些小分支,支配邻近后纵沟的左、右心室壁。它还向深部发出室中膈后动脉(7~12支),分布到室中膈肌后三分之一区域,与前降支的室中膈前动脉形成网络和吻合。后降支的终点可以在后纵沟的上或中段,也可以在其下段。甚至有的达心尖并绕过心尖终止于前纵沟的下三分之一处。后降支也可能是旋支的终支;偶尔后降支出现两条,称为双后降支,它们或是平行地向下走行,或一支较短,只分布到后纵沟的上段,而下段由另

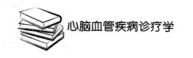
一支(多是右室支)支配。极个别后降支缺如,则会有右室前支绕过心右缘,或深或浅地走向纵沟的中段,而后纵沟的下段则由前降支绕过心尖来支配。

2.1.3 左、右冠状动脉的外径

用一般病理学方法固定心脏,在距主动脉壁2mm处测定其(外)直径,我国成人左冠状动脉直径为0.26~0.75cm,以0.4~0.5cm多见,其次为0.5~0.6cm。右冠状动脉的直径为0.2~0.7cm,以0.3~0.4cm多见,次为0.4~0.5cm。因此,左冠状脉直径大于右冠状动脉的占61%,右侧大于左侧者占28%,左右相等者约占11%。

2.1.4 冠状动脉类型

在整个心脏,由于左室心肌所占比重大,左冠状动脉对心脏提供的血液总是大于右冠状动脉所提供的,大体上是心脏所需血量的三分之二以上。但在临床上,为了易于了解冠状动脉大致的分布,常以后纵沟内后降支的来源将冠状动脉分为三型。

右优势型:由右冠状动脉在心脏膈面发出后降支,供应左、右心室壁膈面。

左优势型:后降支由旋支而来,因而左心室膈面和右心室膈面的一部分由左冠状动脉供血。

均衡型:左、右心室膈面的血供由各自的冠状动脉提供,血管互不越过左右室交界,或后降支同时来自两侧冠状动脉。

我国人右优势型占65.7%,左优势型5.6%,均衡型占28.7%。

2.1.5 窦房结动脉

较为细长,外径约1~3毫米,多起自右冠状动脉,来自左冠状动脉的占39%,也有来自双侧窦房结动脉的。而发自右冠状动脉者,其起源处多在右冠状动脉开口0.6~2cm之内,深埋在右房室沟近端厚脂肪层中。它向上经右心房前壁(或浅层肌下)到达上腔静脉开口附近并形成环绕网络。沿途有分支与其他右房支在右房壁吻合成网。若它来自左冠状动脉,其开口均在旋支主干始部2厘米以内。行走于左心房前内侧沟浅层心房肌内,向右后至上腔静脉口,环绕其终末开口。沿途有小分支与左心房、右心房血管网络相通。

窦房结动脉也有变异,如有的来自右房中间动脉者;甚至有来自右房后支者;亦可能有2支,分别来自左、右冠状动脉或同时发自一侧的冠状动脉。

2.1.6 房室结动脉

它由右冠状动脉在心膈面房室交界处发出,这与冠脉右优势型有关。这一动脉比

较细小,外径约 1.5mm,向深部穿过心房之间组织走向房室结。房室结动脉与窦房结动脉有时共同发自右冠状动脉;有的分别来自两侧,如窦房结动脉来自左冠而房室结动脉来自右冠(约占 38%)。

2.1.7 壁冠状动脉

冠状动脉主要分支的大部分都位于心外膜下,用肉眼可观察到其表浅部分。但在主干或主分支的某些节段可被浅层心肌所覆盖,这一小段动脉是为壁冠状动脉,在心脏的发生率约为 68%(发生在前降支的约有 54%,在后降支的约 14%)。也有在其他部位或多处发生的。壁冠状动脉的长度为 2~50mm 不等,覆盖的心肌厚度也不一,肌纤维的走行与血管垂直或呈角度。壁动脉的管壁较薄,这一覆盖的意义不明。据报告,壁冠状动脉处血管的内膜很少有发生动脉粥样硬化斑块的,为冠脉搭桥手术提供一定的解剖学参考。

2.1.8 冠状动脉的侧支循环

主要指冠状动脉及其分支之间的交通吻合分支,冠状动脉与心外动脉之间的交通支,以及冠脉循环与心腔间的交通。一些低等小动物的心脏,不具有明确的冠脉循环系统,心腔的血液在心脏舒缩的挤压下进入心肌内的窦隙以营养心肌细胞。随着心肌质量的增大,虽然发展了高度有效的冠脉循环系统以保证心肌细胞代谢的需要,但这种原始的血液交换方式还不同程度地保留着。有人用形态学方法证实,心肌内小动脉毛细血管水平有窦管状通道与心腔相通,称为心腔血管、Thebesius 静脉、心肌窦隙等。至于它们是否起血运的作用,则各说不一。近 10 多年来,有人在冠状动脉阻塞区的心肌上用激光密集打孔穿透心内膜,研究有无可能借助这些原始管道经心腔重建心肌血运。

冠状动脉侧支血管,已有明确的资料证实其存在,当然,在不同种属和个体之间均有相当大的变异,主要有以下两个方面:

2.1.8.1 冠状动脉及其分支之间

指在同一冠状动脉分支之间,或左右冠状动脉之间存在交通支或吻合支,其直径在 40~350μm,其所在位置有很大变异,但多分布在心尖、室间隔、左室壁等处。例如:前、后降支之间在心尖和心脏膈面的吻合;室中膈前、后动脉之间的吻合;左右冠状动脉在心房上形成的血管网吻合;前降支的与旋支的左室支之间的交通支等。在冠状动脉粥样硬化斑块造成慢性冠脉狭窄的病人中,侧支血管明显增加和增大,对冠脉循环的代偿形成起重大作用。据病理解剖证实,甚至有的主要冠脉完全阻塞,因侧支循

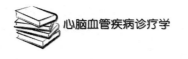

环代偿而较少或不发生心肌坏死者。

2.1.8.2 冠状动脉与心外动脉之间的交通

（1）肺动脉壁的动脉网

由来自左冠状动脉第一分支,动脉圆锥分支,左支气管动脉分支和甲状腺颈干下降支等在心底部心包转折覆盖处相互吻合组成。

（2）升主动脉壁动脉网

由右冠状动脉第一分支,心包胸腺动脉分支,前纵隔动脉分支,胸廓内动脉分支和左支气管动脉分支等在心底部心包腔外相互吻合成网。

（3）心包动脉网

冠状动脉的分支通过肺动脉壁动脉网、升主动脉壁动脉网和心房壁动脉网,在心底心包膜转折处与心包动脉网相交通。分布在心包膜上的动脉网络来自心包膈动脉,膈下动脉,支气管动脉,胸腺动脉和甲状腺颈干下降支等的血管分支。

由此可见,冠状动脉的侧支血管还是比较广泛的,但可惜口径甚小,与心外动脉的连接不过 30～70 微米,主要冠状动脉及其主要分支一旦急性阻塞,这些侧支是难以迅速和足够补偿的。

2.1.9 影响因素

机体在不同的状态下,心脏的每搏输出量及其本身能量的消耗是不一样的,因此冠脉血流量也不一样。在安静状态下,人冠脉血流量为每百克心肌每分钟 60～80ml,中等体重的人,总的冠脉血流量为 225ml/min,占心输出量的 4%～5%。当心肌活动加强时,冠脉达到最大舒张状态,冠脉血流量可增加到每百克心肌每分钟 300～400ml,所以,冠脉血流量的多少主要取决于心肌的活动。由于冠脉血管的大部分分支深埋于心肌内,因此心肌的节律性舒缩对冠脉血流产生很大影响,对左冠脉影响更大。动脉试验表明,心脏收缩期冠脉血流急剧减少,这是因为心脏对心腔产生的压力必须超过主动脉压(即冠脉灌注压)才能发生射血。因此,心肌深层(心内膜下心肌)的血管受压最大而血流最少,甚至一些血流因受压而向心外膜血管倒流。射血开始后,主动脉压力升高,冠状动脉主干内的血流略有增加。只有当心脏舒张开始,心肌内压力急剧下降,血管外压力解除,在主动脉压力(舒张压)的驱动下,冠状动脉血流才大大增加。一般来说,左心室在收缩期的冠脉血流量只有舒张期的 20%～30%,由此可见,舒张期的主动脉压(舒张压)和舒张期的长短(与心率有关)是决定冠脉血流的两个十分关键性因素。体循环的外周阻力增大,舒张压升高,则冠脉血流量增多;当心率

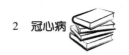

加快时,由于心动周期的缩短主要是心舒期缩短,故冠脉血流量减少。

临床上因用药不当导致血压过低,或心动过速而诱发心绞痛者,原因就在于此。心脏收缩对右冠脉血流的影响不太大,这是因为右室壁较薄,右心腔压力低,心肌收缩对心肌内血管的挤压作用小的缘故。但右心室肥厚的病人,心肌挤压作用也不容忽视。冠状动脉血流量受多种因素的调节,但最主要的是心肌本身的代谢水平,而神经和激素对冠状动脉血流的调节作用是次要的。心肌收缩的能量来源几乎唯一地依靠氧化代谢。心脏无时无刻不在跳动,故耗氧量较大。人体即使处于安静状态时,每百克心肌每分钟耗氧量也达 7 ~ 9ml,冠脉血流经心脏后,其中 65% ~ 70% 的氧被心肌摄取,因此,心肌提高从单位血液中摄取氧的潜力较小。当机体剧烈运动或精神紧张时,心肌的舒缩活动增强,耗氧量也相应增加。此时,机体主要通过冠脉血管舒张,即增加冠脉血流量的途径来满足心肌对氧的需求。实验研究证明,冠脉血流量与心肌代谢水平成正比。在切断支配心脏的神经后,这种关系仍旧存在,也就是说,当心肌耗氧量增加或心肌组织中的氧分压降低时,即可引起冠状动脉舒张。实际上,低氧时冠脉血管舒张并非由低氧直接引起的,而是由某些代谢产物作用的结果。研究表明,心肌的代谢产物如:腺苷、H^+、二氧化碳、乳酸、缓激肽和前列腺素 E 等,均可引起冠状动脉舒张,而腺苷被认为起着最重要的作用,因为腺苷具有强烈的舒张小动脉的作用。至于神经和激素对冠状动脉血流的影响,在很短时间内就被心肌代谢改变所引起的血流变化所取代。调节冠脉血流量的因素主要有物理因素、代谢因素、神经体液因素和自身调节因素中最重要的是代谢因素,即心肌本身的代谢水平。

2.1.9.1 物理因素

决定冠脉血流量的物理因素主要是冠脉血管床的阻力和冠脉的有效灌注压。

(1)冠状血管床的阻力

正常情况下,血管长度及血液黏滞度变化较小可略不计,则冠脉阻力主要由血管半径来定,冠脉血流量与阻力血管半径的 4 次方成正比。因此,冠脉血管的口径是冠脉血流量的决定性因素,冠脉血管的口径一方面受冠脉血管平滑肌舒缩调节,还受血管外心肌收缩的挤压作用。在一个心动周期中,心肌节律性舒缩对冠脉血流的阻力影响很大。左心室在收缩期形成的冠脉血管阻力大于心舒期的冠脉血管阻力,加之心舒期长于心缩期,故左心室舒张时冠脉血流量大,而心缩期的冠脉血流量则大大减少。右心室壁薄,收缩时产生的张力小,对冠脉血管的挤压程度小,故右心室收缩时对冠脉血流量的影响不如左心室明显。

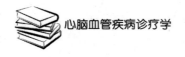

（2）冠脉有效的灌注压

冠脉有效的灌注压是指冠脉流入端与流出端之间的压力差,即主动脉压与有心房之间的压力差。因此,冠脉有效灌注压是推动冠脉血流的动力。当有效灌注压波动在 $8 \sim 24 kPa（60 \sim 180 mmHg）$ 范围内,冠脉血流量仍保持相对恒定。如果灌注压低于这个范围,冠脉会发生最大限度的扩张,以防止冠脉血沉重的减少;若灌注压超过这个范围,血管内压可大于血管平滑肌的收缩力,使血管充胀,血流将增多。

2.1.9.2 代谢因素

心肌代谢水平与冠脉血流量之间呈正变关系。心肌在代谢中,可释放多种舒血管的代谢产物,如 CO_2、乳酸、H^+ 和腺苷等,其中腺苷是最主要的而且是最强烈的舒血管物质。当心肌代谢增强,细胞缺氧时,心肌细胞内 ATP 分解为 ADP 和 AMP,在冠脉血管周围间质细胞内 5 ～核苷酸酶作用下,使 AMP 分解产生腺苷,腺苷易于透过细胞膜弥散到细胞间隙,作用于阻力血管平滑肌,产生强烈的扩血管作用。从而增加局部冠脉血流,保证心肌代谢活动和改善缺氧状况。

2.1.9.3 神经因素

冠状动脉受迷走神经和交感神经的支配.迷走神经纤维在冠脉中分布较少。迷走神经兴奋一方面对冠脉的直接作用是使血管扩张。另一方面,却因使心脏活动减弱,心肌耗氧量降低,血压下降,间接使冠脉血流减少。故迷走神经对冠脉血流影响不大。交感神经兴奋,其总效应是使冠脉血流量增多。一方面它直接使冠脉血管收缩,另一方面,当交感神经兴奋,引起心脏活动加强,动脉血压增加,使冠脉血流量增加,同时更重要的是心肌耗氧量增加,代谢产物增多,继发性引起冠脉血管扩张。因此,交感神经的直接缩血管作用被心肌代谢增强产生的强有力舒血管作用所掩盖。

2.1.9.4 体液因素

肾上腺素和去甲肾上腺素通过增加心肌代谢活动和耗氧量,使冠脉血流量增加。抗利尿激素可使冠脉血管收缩,冠脉血流量减少。PGI2 具有扩张冠脉作用。而引起冠脉收缩的主要是血栓素 Al。冠状动脉内皮细胞可合成 PGI2,而且在心肌缺血时 PGI2 的合成和释放增加,从而扩张冠脉,这也是冠脉血流量一种重要的调节。

2.1.10 心脏的静脉

心脏静脉的分布、组成和生理也是很重要的。可分表浅和深层两个方面。

心脏深层静脉血液可能通过心室壁内的 Thebesius 管道或心肌窦隙等直接进入心房或心室腔内,但它回流的血量是很少的。大部分的心肌回血是经过汇集成较大的心

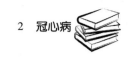

脏表浅静脉系统回到右心房。

心脏表浅静脉丰富,它们来自心肌深浅各部位的微静脉,逐级汇合进入到心外膜下的粗大静脉中,透过心外膜可以清楚看见它们的走行。它们或伴随着相应的动脉,或单独地走行;静脉之间有广泛的吻合或交通支,变异也较大,这些都是心表浅静脉的一大特点。其口径最大者可达2.2毫米之多。在心肌内也有一些交通支,但较少。心脏表浅静脉的命名不统一,大致有:

(1)心大静脉

起自心尖,沿前纵沟而上,沿途接受左室前壁小静脉的血,在前纵沟上1/3处离开伴行的前降支动脉,斜向左上,进入左房室沟与旋支伴行,接受来自左房,左心钝缘区的静脉血转向心膈面并扩大成为冠状静脉窦。

(2)左室后静脉

在心脏膈面,来自左室后壁侧壁及部分心尖区的回血,支数、走行、开口均有变异,向上进入冠状静脉窦下缘。

(3)左房斜静脉

引流左房后壁血到冠状窦,较恒定,它的开口常用来标记冠状窦的开始。

(4)心中静脉

引流左、右心室后壁、室间隔和部分心尖等处静脉血,循后纵沟而上,沿途接受小分支,在房室交界附近汇入冠状静脉窦,或直接进入右房。

(5)心小静脉

多起自右室侧后壁,上行至右房室沟后端处汇入冠状窦或心中静脉。

(6)右室前静脉

引流右室前壁及肺动脉圆锥部的回血,支数不定,直接在右房室沟下开口于右房。

(7)冠状窦

位于心膈面左房室沟内,实系心大静脉的延续扩大部分,但具有更厚的管壁。它越过房间隔,汇入右心房,开口处恰在下腔静脉与房间隔之间的皱折处,形似一个瓣膜。冠状窦长1.5~5.0厘米(平均3.2厘米),中段直径0.4~1.2厘米(平均0.7厘米)。冠状窦初始部和中部周围包有脂肪和疏松结缔组织,较易用纯器游离,而末段(1/4段)与房间隔融合,不能分离。

心脏静脉之间的广泛吻合和交通支,以心尖处的心大静脉与心中静脉之间;在心脏胸肋面的心大静脉,心中静脉,心小静脉和心前静脉之间;在心脏后面的心中静脉与心室后静脉之间尤为多见。据报道,即使完全阻断心大静脉也不会引起静脉回血的障碍。

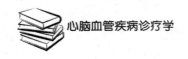

2.2　冠脉循环

冠脉循环是指供应心脏本身的血液循环。冠脉系统的动脉为左右冠状动脉及其分支,它们运送血液营养心肌细胞。血液流过毛细血管和静脉以后返回右心房。冠状动脉是主动脉的第一对分支,它的血压较高,血流速度较快,循环路径短,所以冠脉的血液供应相当充分。冠脉循环的正常运转,保证了心脏能不停地进行泵血。其解剖特点主要有:垂直穿越心肌的冠状动脉分支在心肌收缩时易被挤压,心肌组织的毛细血管极为丰富,冠脉之间的吻合侧支细小。

2.2.1　解剖特点

心肌的血液供应来自于主动脉根部的左右冠状动脉,经小动脉、毛细血管、小静脉最后经冠状静脉窦或心前静脉进入右心房,冠状动脉在心外膜中的分支常常垂直穿入心肌层在内中分支,或垂直穿过心肌层在心内膜中分支,这种结构特点使这些血管在心肌收缩时易受到挤压致血流量减少,甚至中断血流。冠脉循环的毛细血管网极为丰富,毛细血管与心肌纤维数的比例为1∶1,当心肌纤维发生代偿性肥厚时,心肌纤维直径增大,但毛细血管数量并无相应增加,故肥厚的心肌较易发生缺氧。冠状动脉同一分支的近、远端或不同分支间有侧支互相吻合。在人类,这些吻合支在心内膜下较多,而心外膜下甚少。吻合支的口径均细小,血流量极少。因此当冠状动脉阻塞时,不可能立即建立侧支循环,常导致心肌梗死。如果某一冠状动脉的血流量逐渐减少的,则上述吻合支可于数周内逐渐扩大,使血流量增加,从而建立新的有效侧支循环。这是冠脉硬化性心脏病的一种重要代偿过程。但是侧支循环的建立需要一定的时间,较大的冠脉分支突然堵塞,往往可致心肌缺血,甚至危及生命。

2.2.2　血流特点

2.2.2.1　灌注压高,血流速度快

冠脉循环起始于血压最高的主动脉根部,终止于体循环血压最低的冠状窦,故冠脉循环压差高;加上血流途径短,并能直接流入较小血管分支中,故血流速度快。血流从主动脉根部起,经过全部冠状血管到右心房仅需几秒钟。

2.2.2.2　血流量丰富

心脏重量仅占体重的0.5%左右,但中等体重成人冠脉直流量却占心输出量的

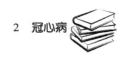

5%。在安静状态下,人体冠状动脉血流量为 200~250ml/min,占心输出量的 4%~5%。当心肌活动增强时,冠脉血流量相应增加,冠脉最大限度扩张,可使冠脉血流量增加到安静状态冠脉血流的 5 倍。

2.2.2.3 随心肌收缩呈时相性变化

由于冠脉的分支大部分都深埋于心肌,因此心肌周期性的收缩和舒张将直接影响冠脉循环的血流阻力和血流量。由于左心室处的心肌最厚,收缩力量较大,以左冠状动脉的血流量波动最为显著。

在左心室的等容收缩期,由于心肌强烈收缩对血管壁的挤压,而此时主动脉血压尚未升高,左心室的冠脉血流量将明显下降。在快速射血期,冠状动脉血压随主动脉压的升高而升高,冠脉血流量减少;到减慢射血期,血压下降而挤压作用仍存,血流量再次下降。等容舒张期开始后,心肌对冠脉的挤压作用解除,冠脉血流量迅速增加,特别在舒张早期,左冠脉血流量达最高峰,然后再逐渐减少。此后,随主动脉压的下降,冠脉血流量又逐渐减少。总之,左心室冠脉血流量在收缩期减少,舒张期增加,左心室收缩期血流量大约只有舒张期的 1/5~1/3。右心室冠脉血流量也经历着相似变化,只是由于右心室心肌较薄,收缩力量较弱,对冠脉的挤压作用较小,右冠状动脉血流量的增减程度比左冠状动脉小得多。因此,冠脉血流量的多少取决于主动脉压的高低和舒张期的长短。

2.2.3 血流量的调节

冠脉血流量受神经因素、体液等多种因素的调节,其中最重要的是心肌本身的代谢水平。

2.2.3.1 心肌代谢水平的调节

氧化代谢几乎是心肌收缩唯一的能量来源。心肌的耗氧量大、摄氧率高。由于动-静脉血含氧量差很大,提高心肌从血中摄取氧的潜力很小。在运动、精神紧张等使心肌代谢活动显著增强,耗氧量也将增加,需氧量相应增加,局部氧分压降低,心肌代谢产物如腺苷、二氧化碳、氢离子等浓度升高。其中以腺苷的作用最重要。当心肌代谢活动增强时,心肌细胞中的 ATP 加速分解,生成的 AMP 在 5-核苷酸酶的作用下,生成腺苷并释放作用于冠脉血管。腺苷对小动脉具有强烈的舒张作用,使冠脉血流量显著增加。由此可见,心肌代谢越强,冠脉血流量越多。

2.2.3.2 神经调节

冠状动脉受交感神经和迷走神经的双重支配。心交感神经对冠脉的直接作用是

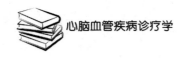

通过 α 受体使冠脉血管收缩。但交感神经兴奋又同时激活心肌的 β 受体,使心率加快,心肌收缩加强,耗氧量增加,从而使冠脉舒张,冠脉血流量升高。这种间接作用通常对抗了神经对血管的直接作用。可见,通常交感神经对冠脉的缩血管效应易被继发性的舒血管效应所掩盖。迷走神经兴奋对冠状动脉的直接作用是引起舒张,但迷走神经兴奋又使心率减慢,心肌代谢率降低,而抵消了它对冠脉的直接舒张作用,而使冠脉收缩,冠脉血流量下降。

2.2.3.3 激素调节

肾上腺素和去甲肾上腺素通过增强心肌的代谢水平和耗氧量使冠脉血流量增加;也可直接作用于冠脉血管上的肾上腺素能受体,引起冠脉的收缩或舒张。甲状腺激素增多时,心肌代谢加强,冠脉舒张,冠脉血流量增加;血管紧张素和高浓度的血管升压素则可使冠脉收缩,血流量减少。

2.2.4 与疾病的关系

由于冠状动脉功能性改变或器质性病变引起的冠状血流和心肌需求之间不平衡而导致的心肌损害称为冠心病。中国最常见的冠状动脉病变是冠状动脉粥样硬化。该病如果是心肌暂时性缺血,会引起心绞痛;如果是冠状动脉被凝血块堵塞,或发生神经性痉挛,血液不能流通,这就是心肌梗死。严重时危及生命。冠心病自古就存在,中国马王堆汉墓女尸是世界上发现的经现代医学证明患冠心病的最早病例。冠心病在西方国家已成为流行病,此病多见于中老年人。中国各地区普查表明,40 岁以上冠心病的发病率为 4% ~7% 。

2.3 动脉粥样硬化的形成的机理

动脉粥样硬化是一种古老的疾病,500 年前埃及木乃伊的动脉中就已发现粥样硬化性病变。而人类认识动脉粥样是一种疾病并对其发病机制进行相关研究也有 100余年的历史。随着社会的发展和生活水平的提高,感染性疾病所导致的死亡不断减少,而动脉粥样硬化疾病导致的死亡迅速增多,目前已成为全球人口死亡的首位原因。

血管不只是一个简单的解剖学管道,而是有着复杂功能的器官。早在 100 年前,Virchow 等就认识到血管内皮细胞参与了动脉粥样硬化的发生,并认为动脉粥样硬化是一种增生性疾病,而 Rokitanshy 等学者认为粥样斑块是血栓吸收和修复的结果。后来人们用高脂饮食喂养动物诱发出动脉粥样硬化,并认识到胆固醇尤其是低密度脂蛋白胆固醇参与了动脉粥样硬化的形成。近来人们发现有诸多炎症因子参与其疾病过程,并认为动脉粥样硬化实质上是一种慢性炎症性疾病。对动脉粥样硬化病变认识上的进步可能带来防治上的突破。

动脉粥样硬化是心肌梗死和脑梗死等心血管事件发病的共同基础。其发病机制的研究上有几个重要学说,从不同层面反映了动脉粥样硬化的发病基础。

2.3.1 动脉粥样硬化的发病机制

2.3.1.1 动脉粥样硬化脂质浸润学说

动脉粥样硬化脂质浸润学说的提出是因为研究者看到斑块中的脂质沉积,认为这是血液中脂质水平增高而渗透到血管壁内所致。其包含以下 3 个过程:

(1)动脉内皮下脂质颗粒的蓄积与修饰

动脉粥样硬化的起始步骤目前还存在争议。动物实验显示,给予富含胆固醇和饱和脂肪酸的饮食,动脉内皮下很快就会出现以 LDL 为主的脂质颗粒的蓄积,这些脂质颗粒与内膜下蛋白多糖结合并有聚集的倾向,易发生脂质颗粒蓄积的部位与随后发生动脉粥样硬化的部位是一致的。许多因素可导致内皮损伤而使其对脂质颗粒的通透性增加,可明显加快 LDL 颗粒的沉积速度。而影响 LDL 颗粒沉积速度更重要的因素是血浆 LDL 的浓度,浓度越高沉积速度越快,就越容易发生动脉粥样硬化,而动物实验显示如果 LDL - C $<$ 80mg/mL,则较难诱导动脉粥样硬化的产生。动脉内皮下 LDL 等脂质颗粒的蓄积是动脉粥样硬化发生的必备条件。过多沉积的 LDL 等脂质颗粒需要依赖巨噬细胞的吞噬而清除,内皮下 LDL 首先需要进行化学修饰以区别于血液中正常运行的 LDL,方便巨噬细胞的识别。脂质颗粒与蛋白多糖的结合使其更容易被氧化或其他化学修饰,而 LDL 的氧化修饰被认为是动脉粥样硬化发生的重要步骤。早期内皮细胞产生的还原型辅酶Ⅱ氧化酶等参与 LDL 的氧化,随病变进展迁移至内膜下的巨噬细胞和平滑肌细胞产生的脂质加氧酶、髓过氧化物酶等也参与脂质颗粒的氧化。

(2)单核细胞的黏附与迁移

正常的内皮细胞有抑制血液细胞黏附的能力。但 LDL 颗粒蓄积部位的内皮细胞却需要吸引血液中巨噬细胞迁移至病灶部位吞噬和清除沉积的 LDL。病变部位的内皮细胞等表达 P - 选择素等促使血液中的单核细胞贴近血管壁以跳跃和滚动的形式行进,随后被内皮细胞等表达的血管细胞黏附分子 - 1 和细胞间黏与附分子 - 1 等固

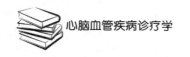

定在病变部位的内皮细胞上。固定在内皮细胞的单核细胞需要接受新的信号以便准确迁移至病灶部位。研究显示,内皮细胞在氧化 LDL 等刺激因素的作用下可产生单核细胞趋化蛋白~1,而 MCP~1 能够选择性吸引单核细胞穿越内皮细胞间隙进入内皮下并游至病灶部位。干扰素诱导蛋白 10 等则参与 T~淋巴细胞向病灶部位的趋化和迁移。

（3）泡沫细胞的形成

迁移至内皮下的单核细胞随后分化为巨噬细胞,修饰的 LDL 颗粒在该过程中起了重要作用。细胞表面的 LDL 受体是细胞摄取 LDL－C 的经典途径,但并不参与泡沫细胞的形成。先天缺乏 LDL 受体的个体仍然可以产生泡沫细胞。细胞表面 LDL 受体数量受细胞摄取胆固醇量的调节,如果细胞摄取了足以满足其代谢需要的胆固醇,则 LDL 受体数量下调以减少甚至停止 LDL 的进一步摄取。研究显示,巨噬细胞表面的清道夫受体介导脂质的过度摄取和泡沫细胞的形成。巨噬细胞通过清道夫受体识别并吞噬修饰的 LDL 颗粒,该吞噬过程并不受所摄取胆固醇量的调节,可持续至大量脂质蓄积而形成泡沫细胞。其他受体包括 CD36 等亦可能参与氧化 LDL 颗粒的清除和泡沫细胞的形成。病变部位的巨噬细胞集落刺激因子、白细胞介素－3 以及粒细胞巨噬细胞集落刺激因子可诱导巨噬细胞增殖,以加快 LDL 颗粒的清除。巨噬细胞吞噬的胆固醇可通过 HDL 转运至内皮外,使巨噬细胞能够继续吞噬脂质颗粒,并最终完成清除工作。HDL 有抑制泡沫细胞形成的作用并阻止动脉粥样硬化的进展。如果 LDL 沉积过多超过 HDL 转运能力,则巨噬细胞吞噬的脂质不断增多最终必然形成泡沫细胞直至死亡。大量的泡沫细胞沉积在动脉内皮下临床上可表现为动脉粥样硬化的脂纹期。此时如果采取降低血 LDL－C 浓度、改善内皮功能等措施减少 LDL 等脂质颗粒在内皮下的沉积,通过 HDL 对胆固醇的逆转运,动脉粥样硬化病变可能消失,反之 LDL 等脂质颗粒的沉积超过机体清除能力则病变继续进展,大量泡沫细胞死亡形成脂池并最终发展成典型的粥样斑块。

有关他汀类药物临床试验中低密度脂蛋白胆固醇水平与冠心病事件的关系研究支持了脂质浸润学说。该研究采用他汀类药物对高危患者进行一级和二级预防,使得发生冠心病事件的比率直线下降。说明血脂水平增高确实是冠心病发病的重要危险因素,两者呈直线相关关系。

2.3.1.2　损伤—反应学说

损伤—反应学说针对的是斑块的增生及平滑肌细胞表型的改变,提出的根据是发现了血小板生长因子。

动脉粥样硬化早期病变主要涉及内皮功能改变、内皮下脂质沉积以及单核细胞和淋巴细胞的招募与聚集。粥样硬化病变进展至复杂斑块则有平滑肌细胞的参与。一旦泡沫细胞大死亡并形成脂池,则可导致炎症性疾病的常见反应,对不能清除的病变进行包裹以减少病变对周围正常组织的影响。这个工作主要由平滑肌细胞完成。

平滑肌细胞主要分布在动脉的中层,通过一层弹力板与内膜隔开。平时也有少量平滑肌细胞分布在内膜,但粥样硬化病变部位的平滑肌细胞主要是从中膜迁移而来。血小板衍生生长因子是引导平滑肌细胞迁移的主要趋化分子。从中膜迁移至内膜的平滑肌细胞聚集在由坏死的泡沫细胞组成的脂池周围,由收缩型演变为合成型,在PDGF以及转换生长因子等刺激下,产生构成细胞外基质的胶原纤维和弹力纤维组成纤维帽包绕脂池形成典型的粥样硬化斑块。

2.3.1.3 内皮功能学说

由于近年发现内皮功能损害是动脉粥样硬化发病的首要和最早环节,因此内皮功能学说已经超越了损伤反应学说。现在知道,功能损害在解剖学损害之前很早就发生了。最早发生于血管的是舒张功能受损,而这时内皮细胞、血管管壁没有任何显微镜下可见的病变,唯一的改变是一氧化氮释放减少,过氧化物增多,氧离子增多,这些都只是功能性损害的表现。我们可以通过主动脉缺血后再灌注试验了解NO释放减少的情况。

近年研究证明,机体对于血管内皮损伤的重要反应机制是来自骨髓的内皮祖细胞修复功能,如果修复充分,则产生所谓“再生性炎症”,否则会发生“破坏性炎症”,加重内皮损伤和血管重构。当内皮功能损害进一步加重时,可致其通透性升高,低密度脂蛋白、巨噬细胞渗透至管壁下,并释放细胞因子,召唤白细胞滚动、黏附在管壁内皮细胞上,与P选择蛋白、细胞黏附因子、血管内皮基质相互黏附,相互作用。黏附于管壁内皮细胞上的白细胞(以单核细胞为主)逐渐通过内皮细胞渗透进入管壁下,单核细胞在细胞因子的刺激下变成巨噬细胞,进一步形成泡沫细胞,促使细胞生长因子释放,介导淋巴细胞聚集在损伤部位,而导致炎症效应,并共同促进炎症过程,促进平滑肌增生,内皮细胞脱落,造成内皮细胞结构性损害。

与此同时,机体启动了内皮修复机制。来自骨髓的内皮祖细胞迁移至损伤部位,变成内皮细胞的前体细胞以填充脱落细胞的缺损。来自骨髓的多能干细胞可分化为成血管细胞,并进一步分化成造血干细胞和成血管的内皮祖细胞。在血管部位的内皮祖细胞可分化为动脉或静脉的内皮祖细胞,分别构成动脉或静脉的血管内皮。来自骨髓的多能干细胞有两部分,其一为功能较强者,可通过生长性炎症,促使内皮祖细胞补

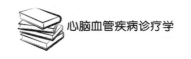

充和完全修复破损的血管内皮,以促进体内平衡、自身稳定。另一部分为功能不好的退化干细胞,如在老年冠心病患者中,内皮祖细胞的数量减少且功能状态不好,修复能力不强,可造成破坏性炎症,使动脉壁老化,血管壁异常重构。所以内皮细胞能否在血管壁发挥作用取决于干细胞的功能状态。

2.3.1.4 炎症学说(针对破坏机制)

炎症学说越来越受到重视,其针对的是急性冠脉综合征时动脉粥样硬化斑块如何被破坏,即如何从稳定的斑块变成不稳定的斑块,直到斑块破裂。

（1）炎症生化标志物

ACS 是一种多因素疾病,表现为炎症反应、斑块破裂、继发性血栓形成、进行性机械性梗阻以及血流动力学阻塞。越来越多的生物标志物被用于识别具有高危心血管事件的 ACS 患者。炎症生物标志物有别于心肌坏死和血流动力学应激标志物,它提供的是 ACS 病理生理学发展过程的信息,能够定量评价心血管特异性炎症,可为临床预测动脉粥样硬化及其并发症提供依据,因而其从众多的生物标志中脱颖而出,并备受关注。动脉粥样硬化斑块糜烂或破裂的过程有多种炎症机制参与,包括内皮功能障碍、白细胞迁移、细胞外基质降解和血小板活化。

（2）细胞因子和急性期反应物

①调节白细胞活性的细胞因子,如白介素 - 6、10、18,单核细胞趋化蛋白 - 1,肿瘤坏死因子 - α,C 反应蛋白,血清淀粉样蛋白 A 等都可能导致动脉粥样硬化斑块的发生。

②炎症急性期反应产物,如黏附分子中的可溶性细胞间黏附分子、可溶性血管细胞黏附分子、可溶性 E 选择蛋白能够促进单核细胞黏附以及白细胞渗入血管外间隙中,它们可提示内皮细胞的活化程度。ACS 时血管性假血友病因子迅速增高也可能反映内皮细胞的活化。

③内皮细胞激活和白细胞黏附标志物,如髓过氧化物酶、分泌型磷脂酶 A2、脂蛋白相关磷脂酶 A2 的血浆水平可能反映动脉粥样硬化斑块内的氧化应激程度。

④氧化应激标志物,如血管内皮生长因子、胎盘生长因子和肝细胞生长因子都是有力的血管生长因子,容易引起斑块不稳定。同时,动脉粥样硬化斑块内的炎症应激亦可刺激血管生成,易导致斑块内出血和斑块不稳定。

⑤金属蛋白酶类,如基质金属蛋白酶 1、2、9,妊娠相关血浆蛋白,斑块内炎症还会引起 MMP 活化,分解胶原和弹力纤维等纤维帽的细胞外基质成分,降解纤维帽,从而使稳定斑块变得不稳定。

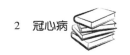

⑥血小板激活和聚集标志物,如 sCD40L、可溶性 P 选择蛋白水平升高,加之不稳定斑块破裂和(或)糜烂可导致血栓形成。在未出现明显 ACS 之前,血小板也会被活化,进而直接引起动脉粥样硬化的发生发展。

(3)炎症损伤机制

LDL 渗透入内皮细胞并滞留,经内皮细胞氧化修饰为氧化低密度脂蛋白后,成为对机体有害的物质,并被单核细胞吞噬。吞噬了 oxLDL 的单核细胞变为巨噬细胞,并在内毒素、热休克蛋白等刺激下,分泌炎症细胞因子、蛋白酶、过氧阴离子等导致炎症反应,造成对组织的炎症损害。近年来,巨噬细胞在动脉粥样硬化斑块形成和发展中的作用引起人们的重视。巨噬细胞是单核细胞黏附血管壁并游离到内皮细胞下,吞噬 oxLDL 等后形成。炎症细胞中除了单核细胞外,淋巴细胞也很重要。辅助性 T 淋巴细胞 1 型可分泌有害的 Th1 细胞因子,引起炎症反应,促进动脉粥样硬化斑块的形成,对机体有害。调节 T 淋巴细胞可抑制 Th1 细胞因子的分泌,对机体有益。在炎症反应中抗原递呈细胞也有重要作用,其在 oxLDL、热休克蛋白、细菌、炎症反应等刺激下,可对 Th1 和调节性 T 淋巴细胞进行调控。动脉粥样硬化斑块可分泌干扰素 – α、IL – 1 和 TNF,脂肪组织也可分泌 IL – 1 和 TNF,它们可促进 IL – 6 的分泌。IL – 6 是一种广泛存在的细胞因子,对于白细胞和内皮细胞活化十分重要,它可促进肝脏急性期反应物的产生,如 CRP、血清淀粉样蛋白 A。IL – 6 在动脉粥样硬化斑块的肩区表达,通过刺激 MMP、MCP – 1 和(TNF) – α 表达导致斑块不稳定。IL – 6 水平升高还能识别早期介入治疗最可能降低死亡危险的患者。这些结果提示,IL – 6 水平升高有助于识别病情较重的患者,积极的治疗措施可能对这些患者更有益。

炎症因子、自身抗原、微生物等可刺激巨噬细胞、T 淋巴细胞分泌促凝血因子、蛋白酶,分解斑块,造成斑块破裂,血栓形成。

2.3.1.5 遗传 – 环境相互作用学说(针对内因和外因)

遗传 – 环境相互作用学说是近年来较受关注的学说。因为在此之前的学说不是针对疾病本身,就是强调控制环境因素。近年来由于遗传学和分子生物学的发展,使人们注意到遗传和环境相互作用对发病的影响。研究显示,AS 是基因 – 基因相互作用、环境 – 环境相互作用以及基因 – 环境相互作用的结果。深入研究这些相互作用,对于 AS 的早期预警、早期预防、早期诊断和早期治疗将起重要作用。

对小鼠实验研究有力提示,在动脉粥样硬化中遗传因素(即内因)在血管壁水平起作用。动脉粥样硬化涉及多种细胞和器官的各种不同生理过程,体内约有 100 余种基因影响动脉粥样硬化病变的形成。这些基因受环境因素和其他基因的影响而发生

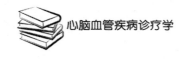

改变。用双胞胎研究模型可以揭示影响心脏病及其危险因素的主要遗传因子的影响力。目前已知的有明显遗传成分的危险因子及其遗传度(遗传率)分别为:低密度脂蛋白胆固醇和极低密度脂蛋白胆固醇水平高,高密度脂蛋白胆固醇水平低,甘油三酯水平高,高体质指数,高收缩压,高舒张压,脂蛋白水平高,同型半胱氨酸水平高,2型糖尿病,纤维蛋白原水平高,CRP水平高。还有性别、年龄和家族史等。

2.3.2 动脉粥样硬化到组织缺血的发作

局灶性斑块的破裂和血栓形成是导致急性心血管事件的发生的核心。研究发现易损斑块最常见的病理学类型为:"发炎的"薄帽的纤维粥样斑块,约占60%~70%。另外30%~40%为蛋白多糖丰富的糜烂斑块。随着动物实验和临床研究的进一步深入,易损斑块的发生、发展的分子生物学机制的研究方面已取得很大进展。而炎症反应是AS的核心因素。

2.3.2.1 动脉粥样斑块纤维帽的变化

粥样斑块处平滑肌细胞的数量和细胞外基质胶原、弹力纤维的含量对维持纤维帽的稳定性非常重要。在一些生长因子的作用下平滑肌细胞可出现增殖并产生构成动脉粥样硬化斑块尤其纤维帽的细胞外基质。而许多炎症因子以及T淋巴细胞可诱导平滑肌细胞死亡,巨噬细胞等分泌的基质金属蛋白酶等可分解胶原和弹力纤维等基质成分。平滑肌细胞增殖和死亡及基质成分的合成与分解的动态过程影响着动脉粥样斑块的发生和发展。如果细胞死亡大于增殖,基质的分解大于合成,纤维帽脆性变大易于破裂。基质的降解在动脉粥样硬化发展过程中有着重要的作用。中层的平滑肌细胞要迁移至粥样病变处需要穿越内弹力板和致密的细胞外基质,而基质降解有利于平滑肌的迁移。随着动脉粥样硬化病变的发展,血管首先出现外向型重塑(正向重塑),主要表现为血管壁的增厚和向外扩大而管腔并不狭窄。这种血管的重塑依赖于粥样斑块基质的降解和重构。如果粥样斑块继续生长超过动脉横截面积的40%则开始出现负向重塑,血管腔出现狭窄。

2.3.2.2 斑块部位血管的再生

进展中的斑块在成纤维细胞生长因子、血管内皮生长因子以及胎盘生长因子等的作用下可出现较多新生血管。这些新生的微血管可为粥样硬化斑块生长和稳定提供氧和营养成分,同时有利于单核细胞和淋巴细胞等进出斑块。但斑块中的这些微血管缺少正常基质的支撑以及发育不良,脆性较大且易于破裂出血。斑块内出血可导致红细胞大量堆积,红细胞膜中富含胆固醇,死亡后可大量释出。斑块中新出现的胆固醇可再次激活炎症反应,吸引大量单核细胞浸润,单核细胞在通过致密的纤维帽时可释放大量蛋白分解酶破坏基质成分以利向病灶迁移,但同时导致了纤维帽脆性的增加和斑块的不稳定。因此,斑块内新生血管破裂导致的内出血可能是冠状动脉粥样硬化进展及斑块破裂的重要促进因素。

2.3.2.3 动脉管腔的狭窄及临床并发症

动脉粥样硬化是一种缓慢进展性疾病,病程长达几年甚至几十年,其间大部分时间里病人可能没有临床症状。粥样硬化斑块形成后动脉壁结构重塑,管壁首先外向扩张而管腔可以不出现狭窄,但如果斑块进展超过了一定程度则出现内向生长和管腔的狭窄。粥样斑块的进展扩大虽然缓慢,但并不是一个连续的过程,而是呈跳跃性发展。一段静止期之后,在某些因素的作用下可突然进展扩大,如此反复。当病变进展导致管腔狭窄超过管腔直径 60% ,则超过冠状动脉代偿扩张的能力而出现缺血的症状,临床上常表现为稳定劳累型心绞痛。

许多急性心肌梗死患者发病前并没有稳定型心绞痛病史而猝然发病,因为急性心肌梗死常常发生于轻中度狭窄而不是严重狭窄的斑块。一项研究资料显示,导致急性心肌梗死的斑块其破裂前狭窄程度大多数在 50% 以下,仅 15% 大于 60% 。但是狭窄程度轻并不等于说斑块体积小,导致心梗的斑块体积可能很大,没有导致严重狭窄是因为斑块部位动脉壁重塑呈外向型扩张的结果。严重狭窄斑块也可破裂导致急性心肌梗死,事实上严重狭窄斑块发生破裂的可能性并不低于较轻狭窄的病变,但轻中度狭窄斑块的绝对数量远高于严重狭窄斑块,因而在导致急性心肌梗死的罪犯病变中轻中度狭窄斑块占了绝大多数。

2.3.2.4 动脉粥样斑块与血栓

急性血栓形成是急性冠脉综合征的最主要病因,理解冠状动脉血栓形成的机制有着重要的意义。约三分之二的急性心肌梗死是由于斑块纤维帽破裂诱导急性血栓形成所致。另有四分之一是由于斑块表面糜烂诱导急性血栓形成所致。糖尿病和女性患者似乎更容易出现斑块的糜烂。此外,粥样斑块的钙化结节侵蚀也可引起急性血栓形成。

斑块内的胶原纤维是纤维帽抵御破裂保持其完整性的最主要物质。因此胶原纤维合成和分解的动态平衡影响着斑块的易损性。一些因素可干扰平滑肌细胞合成胶原而影响纤维帽维持其完整性的能力。例如 T 淋巴细胞分泌的 γ 干扰素可抑制平滑肌细胞合成胶原,而 TGF－β 和 PDGF 等则能够促进平滑肌细胞对胶原的合成。另一

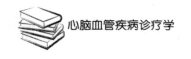

方面,纤维帽主要构成成分胶原和弹力纤维等降解过快也可削弱斑块的稳定性,使其容易破裂而诱发血栓事件。胶原和弹力纤维等基质成分的降解主要由巨噬细胞分泌的基质金属蛋白酶、胶原酶和弹性蛋白酶等完成。基质的降解参与动脉壁的重塑并有利于平滑肌细胞与炎症细胞穿越致密组织向病变部位迁移,但同时也使纤维帽变薄、脆性增加导致斑块不稳定。较大的脂核也增加斑块的不稳定性,从生物力学的观点看,脂核越大越易将血压等外力集中于斑块的肩部,而肩部是斑块最常见破裂点。

局部血栓形成是机体对破裂斑块的正常生理防护反应。研究显示,冠状动脉粥样硬化斑块有着相当高的破裂发生率,而同一患者往往同时存在多处破裂斑块,但是并非每一次斑块破裂和继发血栓形成都会导致临床冠脉事件,多数情况下形成的血栓较小,对血流没有造成明显影响,从血栓形成到修复结束患者没有任何临床症状。影响血栓大小的因素很多,例如血液是否处于高凝状态、斑块破裂口的大小以及斑块破裂后所暴露的促栓因子(胶原和组织因子等)的多少等。

这些富含血小板的血栓虽然不一定导致临床冠脉事件,但在动脉粥样硬化病变进展和斑块扩大中扮演了重要角色。血小板所释放的 TGF - β 和 PDGF 等可刺激平滑肌细胞迁移、增殖及合成基质。血栓中的凝血酶也有很强的刺激平滑肌细胞增殖的作用。这种突发的血栓事件是仅是斑块由静态转变为急性进展过程中的一种表现,也体现了动脉粥样病变呈现出跳跃性进展的特性。其他一些因素,如上所述斑块内新生血管破裂导致的斑块内出血也可诱发斑块的急性进展扩大破裂而至血栓形成。总之,动脉粥样硬化是一种慢性炎症性疾病。内皮损伤或血清胆固醇水平过高导致大量以 LDL 为主的脂质颗粒沉积于动脉内皮下;这些沉积的脂质颗粒随后被修饰标记并吸引血液中的单核细胞、淋巴细胞等迁移至内皮下;迁移至内皮下的单核细胞转化为巨噬细胞并大量吞噬修饰的脂质颗粒;如果超过 HDL 等把胆固醇向内膜外转运的能力,则巨噬细胞形成的泡沫细胞最终死亡;大量死亡泡沫细胞聚集形成脂池并吸引动脉中层的平滑肌细胞迁移至内膜,随后平滑肌细胞由收缩型衍变为合成型并产生大量胶原和弹力纤维等包裹脂池形成典型粥样硬化病变。动脉粥样斑块在 oxLDL 的促进 AS 过程中的炎症反应,炎症反应对内皮损伤的启动,斑块内细胞凋亡、新生血管的形成、血管重构和斑块所受的应力和血流剪切力作用,最终导致斑块的损伤,从而局部急性血栓形成而引起组织的缺血、缺氧损伤和坏死的心、脑、肾及周围血管等器官的临床综合征。

2.4　冠心病

冠状动脉粥样硬化性心脏病是冠状动脉血管发生动脉粥样硬化病变而引起血管腔狭窄或阻塞,造成心肌缺血、缺氧或坏死而导致的心脏病,常常被称为"冠心病"。但是冠心病的范围可能更广泛,还包括炎症、栓塞等导致管腔狭窄或闭塞。世界卫生组织将冠心病分为5大类:无症状心肌缺血(隐匿性冠心病)、心绞痛、心肌梗死、缺血性心力衰竭(缺血性心脏病)和猝死5种临床类型。临床中常常分为稳定性冠心病和急性冠状动脉综合征。

2.4.1　危险因素与诱因

冠心病的危险因素包括可改变的危险因素和不可改变的危险因素。了解并干预危险因素有助于冠心病的防治。

可改变的危险因素有:高血压,血脂异常(总胆固醇过高或低密度脂蛋白胆固醇过高、甘油三酯过高、高密度脂蛋白胆固醇过低)、超重/肥胖、高血糖/糖尿病,不良生活方式包括吸烟、不合理膳食(高脂肪、高胆固醇、高热量等)、缺少体力活动、过量饮酒,以及社会心理因素。

不可改变的危险因素有:性别、年龄、家族史。此外,与感染有关,如巨细胞病毒、肺炎衣原体、幽门螺杆菌等。

冠心病的发作常常与季节变化、情绪激动、体力活动增加、饱食、大量吸烟和饮酒等有关。

2.4.2　临床表现

2.4.2.1　症状

(1)典型胸痛

因体力活动、情绪激动等诱发,突感心前区疼痛,多为发作性绞痛或压榨痛,也可为憋闷感。疼痛从胸骨后或心前区开始,向上放射至左肩、臂,甚至小指和无名指,休息或含服硝酸甘油可缓解。胸痛放散的部位也可涉及颈部、下颌、牙齿、腹部等。胸痛也可出现在安静状态下或夜间,由冠脉痉挛所致,也称变异型心绞痛。如胸痛性质发生变化,如新近出现的进行性胸痛,痛阈逐步下降,以至稍事体力活动或情绪激动甚至休息或熟睡时亦可发作。疼痛逐渐加剧、变频,持续时间延长,祛除诱因或含服硝酸甘

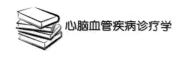

油不能缓解,此时往往怀疑不稳定心绞痛。

心绞痛的分级:国际上一般采用 CCSC 加拿大心血管协会分级法。

Ⅰ级:日常活动,如步行、爬梯,无心绞痛发作。

Ⅱ级:日常活动因心绞痛而轻度受限。

Ⅲ级:日常活动因心绞痛发作而明显受限。

Ⅳ级:任何体力活动均可导致心绞痛发作。

发生心肌梗死时胸痛剧烈,持续时间长(常常超过半小时),硝酸甘油不能缓解,并可有恶心、呕吐、出汗、发热,甚至发绀、血压下降、休克、心衰。

需要注意的是,一部分患者的症状并不典型,仅仅表现为心前区不适、心悸或乏力,或以胃肠道症状为主。某些患者可能没有疼痛,如老年人和糖尿病患者。

(2)猝死

约有1/3的患者首次发作冠心病表现为猝死。

(3)其他

可伴有全身症状,合并心力衰竭的患者可出现。

2.4.2.2　体征

心绞痛患者未发作时无特殊。患者可出现心音减弱,心包摩擦音。并发室间隔穿孔、乳头肌功能不全者,可于相应部位听到杂音。心律失常时听诊心律不规则。

2.4.3　检查

2.4.3.1　心电图

心电图是诊断冠心病最简便、常用的方法。尤其是患者症状发作时是最重要的检查手段,还能够发现心律失常。不发作时多数无特异性。心绞痛发作时 S～T 段异常压低,变异型心绞痛患者出现一过性 S～T 段抬高。不稳定型心绞痛多有明显的 S～T 段压低和 T 波倒置。心肌梗死时的心电图表现:

急性期有异常 Q 波、S～T 段抬高。

亚急性期仅有异常 Q 波和 T 波倒置(梗死后数天至数星期)。

慢性或陈旧性期(3～6 个月)仅有异常 Q 波。

若 S～T 段抬高持续 6 个月以上,则有可能并发室壁瘤。若 T 波持久倒置,则称陈旧性心肌梗死伴冠脉缺血。

2.4.3.2　心电图负荷试验

包括运动负荷试验和药物负荷试验(如双嘧达莫、异丙肾上腺素等)。对于安静状态下无症状或症状很短难以捕捉的患者,可以通过运动或药物增加心脏的负荷而诱发心肌缺血,通过心电图记录到 ST~T 的变化而证实心肌缺血的存在。运动负荷试验最常用,结果阳性为异常。但是怀疑心肌梗死的患者禁忌。

2.4.3.3 动态心电图

是一种可以长时间连续记录并分析在活动和安静状态下心电图变化的方法。此技术于 1947 年由 Holter 首先运用于监测电活动的研究,所以又称 Holter。该方法可以观记录到患者在日常生活状态下心电图的变化,如一过性心肌缺血导致的 ST~T 变化等。无创、方便,患者容易接受。

2.4.3.4 核素心肌显像

根据病史、心电图检查不能排除心绞痛,以及某些患者不能进行运动负荷试验时可做此项检查。核素心肌显像可以显示缺血区、明确缺血的部位和范围大小。结合运动负荷试验,则可提高检出率。

2.4.3.5 超声心动图

超声心动图可以对心脏形态、结构、室壁运动以及左心室功能进行检查,是目前最常用的检查手段之一。对室壁瘤、心腔内血栓、心脏破裂、乳头肌功能等有重要的诊断价值。但是,其准确性与超声检查者的经验关系密切。

2.4.3.6 血液学检查

通常需要采血测定血脂、血糖等指标,评估是否存在冠心病的危险因素。心肌损伤标志物是急性心肌梗死诊断和鉴别诊断的重要手段之一。目前临床中以心肌肌钙蛋白为主。

2.4.3.7 冠状动脉 CT

多层螺旋 CT 心脏和冠状动脉成像是一项无创、低危、快速的检查方法,已逐渐成为一种重要的冠心病早期筛查和随访手段。适用于以下症状:

不典型胸痛症状的患者,心电图、运动负荷试验或核素心肌灌注等辅助检查不能确诊。

冠心病低风险患者的诊断。

可疑冠心病,但不能进行冠状动脉造影。

无症状的高危冠心病患者的筛查。

已知冠心病或介入及手术治疗后的随访。

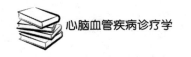

2.4.3.8 冠状动脉造影及血管内成像技术

是目前冠心病诊断的"金标准",可以明确冠状动脉有无狭窄、狭窄的部位、程度、范围等,并可据此指导进一步治疗。血管内超声可以明确冠状动脉内的管壁形态及狭窄程度。光学相干断层成像是一种高分辨率断层成像技术,可以更好地观察血管腔和血管壁的变化。左心室造影可以对心功能进行评价。冠状动脉造影的主要指征为:对内科治疗下心绞痛仍较重者,明确动脉病变情况以考虑旁路移植手术;胸痛似心绞痛而不能确诊者。

2.4.4 诊断

冠心病的诊断主要依赖典型的临床症状,再结合辅助检查发现心肌缺血或冠脉阻塞的证据,以及心肌损伤标志物判定是否有心肌坏死。发现心肌缺血最常用的检查方法包括常规心电图和心电图负荷试验、核素心肌显像。有创性检查有冠状动脉造影和血管内超声等。但是冠状动脉造影正常不能完全否定冠心病。

2.4.5 治疗

冠心病的治疗包括:生活习惯改变:戒烟限酒,低脂低盐饮食,适当体育锻炼,控制体重等;药物治疗:抗血栓(抗血小板、抗凝),减轻心肌氧耗(β受体阻滞剂),缓解心绞痛(硝酸酯类),调脂稳定斑块(他汀类调脂药);血运重建治疗:包括介入治疗(血管内球囊扩张成形术和支架植入术)和外科冠状动脉旁路移植术。药物治疗是所有治疗的基础。介入和外科手术治疗后也要坚持长期的标准药物治疗。对同一病人来说,处于疾病的某一个阶段时可用药物理想地控制,而在另一阶段时单用药物治疗效果往往不佳,需要将药物与介入治疗或外科手术合用。

2.4.5.1 药物治疗

目的是缓解症状,减少心绞痛的发作及心肌梗死;延缓冠状动脉粥样硬化病变的发展,并减少冠心病死亡。规范药物治疗可以有效地降低冠心病患者的死亡率和再缺血事件的发生,并改善患者的临床症状。而对于部分血管病变严重甚至完全阻塞的病人,在药物治疗的基础上,血管再建治疗可进一步降低患者的死亡率。

(1)硝酸酯类药物

本类药物主要有:硝酸甘油、硝酸异山梨酯(消心痛)、5 - 单硝酸异山梨酯、长效硝酸甘油制剂(硝酸甘油油膏或橡皮膏贴片)等。硝酸酯类药物是稳定型心绞痛患者的常规用药。心绞痛发作时可以舌下含服硝酸甘油或使用硝酸甘油气雾剂。对于急性心肌梗死及不稳定型心绞痛患者,先静脉给药,病情稳定、症状改善后改为口服或皮肤贴剂,疼痛症状完全消失后可以停药。硝酸酯类药物持续使用可发生耐药性,有效性下降,可间隔 8 ~ 12 小时服药,以减少耐药性。

（2）抗血栓药物

包括抗血小板和抗凝药物。抗血小板药物主要有阿司匹林、氯吡格雷（波立维）、替罗非班等,可以抑制血小板聚集,避免血栓形成而堵塞血管。阿司匹林为首选药物,维持量为每天 75 ~ 100 毫克,所有冠心病患者没有禁忌证应该长期服用。阿司匹林的副作用是对胃肠道的刺激,胃肠道溃疡患者要慎用。冠脉介入治疗术后应坚持每日口服氯吡格雷,通常半至 1 年。

抗凝药物包括普通肝素、低分子肝素、璜达肝癸钠、比伐卢定等。通常用于不稳定型心绞痛和心肌梗死的急性期,以及介入治疗术中。

（3）纤溶药物

溶血栓药主要有链激酶、尿激酶、组织型纤溶酶原激活剂等,可溶解冠脉闭塞处已形成的血栓,开通血管,恢复血流,用于急性心肌梗死发作时。

（4）β － 受体阻滞剂

β － 受体阻滞剂即有抗心绞痛作用,又能预防心律失常。在无明显禁忌时,β 受体阻滞剂是冠心病的一线用药。常用药物有:美托洛尔、阿替洛尔、比索洛尔和兼有 α 受体阻滞作用的卡维地洛、阿罗洛尔（阿尔马尔）等,剂量应该以将心率降低到目标范围内。β 受体阻滞剂禁忌和慎用的情况有哮喘、慢性气管炎及外周血管疾病等。

（5）钙通道阻断剂

可用于稳定型心绞痛的治疗和冠脉痉挛引起的心绞痛。常用药物有:维拉帕米、硝苯地平控释剂、氨氯地平、地尔硫卓等。不主张使用短效钙通道阻断剂,如硝苯地平普通片。

（6）肾素血管紧张素系统抑制剂

包括血管紧张素转换酶抑制剂、血管紧张素 2 受体拮抗剂以及醛固酮拮抗剂。对于急性心肌梗死或近期发生心肌梗死合并心功能不全的患者,尤其应当使用此类药物。常用 ACEI 类药物有:依那普利、贝那普利、雷米普利、福辛普利等。如出现明显的干咳副作用,可改用血管紧张素 2 受体拮抗剂。ARB 包括:缬沙坦、替米沙坦、厄贝沙坦、氯沙坦等。用药过程中要注意防止血压偏低。

（7）调脂治疗

调脂治疗适用于所有冠心病患者。冠心病在改变生活习惯基础上给予他汀类药

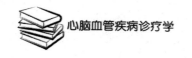

物,他汀类药物主要降低低密度脂蛋白胆固醇,治疗目标为下降到80mg/dl。常用药物有:洛伐他汀、普伐他汀、辛伐他汀、氟伐他汀、阿托伐他汀等。最近研究表明,他汀类药物可以降低死亡率及发病率。

2.4.5.2 经皮冠状动脉介入治疗

经皮冠状动脉腔内成形术应用特制的带气囊导管,经外周动脉(股动脉或桡动脉)送到冠脉狭窄处,充盈气囊可扩张狭窄的管腔,改善血流,并在已扩开的狭窄处放置支架,预防再狭窄。还可结合血栓抽吸术、旋磨术。适用于药物控制不良的稳定型心绞痛、不稳定型心绞痛和心肌梗死患者。心肌梗死急性期首选急诊介入治疗,时间非常重要,越早越好。

2.4.5.3 冠状动脉旁路移植术

冠状动脉旁路移植术通过恢复心肌血流的灌注,缓解胸痛和局部缺血、改善患者的生活质量,并可以延长患者的生命。适用于严重冠状动脉病变的患者,不能接受介入治疗或治疗后复发的病人,以及心肌梗死后心绞痛,或出现室壁瘤、二尖瓣关闭不全、室间隔穿孔等并发症时,在治疗并发症的同时,应该行冠状动脉搭桥术。手术的选择应该由心内、心外科医生与患者共同决策。

2.5 心绞痛

心绞痛是冠状动脉供血不足,心肌急剧的暂时缺血与缺氧所引起的以发作性胸痛或胸部不适为主要表现的临床综合征。心绞痛是心脏缺血反射到身体表面所感觉的疼痛,特点为前胸阵发性、压榨性疼痛,可伴有其他症状,疼痛主要位于胸骨后部,可放射至心前区与左上肢,劳动或情绪激动时常发生,每次发作持续3~5分钟,可数日一次,也可一日数次,休息或用硝酸酯类制剂后消失。本病多见于男性,多数40岁以上,劳累、情绪激动、饱食、受寒、阴雨天气、急性循环衰竭等为常见诱因。

2.5.1 病因

心绞痛的直接发病原因是心肌供血的绝对或相对不足,因此,各种减少心肌血液(血氧)供应(如血管腔内血栓形成、血管痉挛)和增加氧消耗(如运动、心率增快)的因素,都可诱发心绞痛。心肌供血不足主要源于冠心病。有时,其他类型的心脏病或失控的高血压也能引起心绞痛。

如果血管中脂肪不断沉积,就会形成斑块。斑块若发生在冠状动脉,就会导致其缩窄,进一步减少其对心肌的供血,就形成了冠心病。冠状动脉内脂肪不断沉积逐渐形成斑块的过程称为冠状动脉硬化。一些斑块比较坚硬而稳定,就会导致冠状动脉本身的缩窄和硬化。另外一些斑块比较柔软,容易碎裂形成血液凝块。冠状动脉内壁这种斑块的积累会以下两种方式引起心绞痛:①冠状动脉的固定位置管腔缩窄,进而导致经过的血流大大减少;②形成的血液凝块部分或者全部阻塞冠状动脉。

常由于体力劳动、情绪激动、饱餐、惊吓和寒冷所诱发。典型的心绞痛常在相似的劳动条件下发作,病情严重者也可在吃饭、穿衣、排便或休息时发生,疼痛发生于劳动或激动的当时,而不是一天或一阵劳累过后。安静状态下发作的心绞痛,是冠状动脉痉挛的结果。

心肌缺血时疼痛的发生机制,可能是心肌无氧代谢中某些产物(如乳酸、丙酮酸等酸性物质或类似激肽的多肽类物质)刺激心脏内传入神经末梢所致,且常传播到相同脊髓段的皮肤浅表神经,引起疼痛的放射。

2.5.2 临床表现

多表现为闷痛、压榨性疼痛或胸骨后、咽喉部紧缩感,有些患者仅有胸闷,可分为典型性心绞痛和不典型性心绞痛。

2.5.2.1 典型心绞痛症状

突然发生的位于胸骨体上段或中段之后的压榨性、闷胀性或窒息性疼痛,亦可能波及大部分心前区,可放射至左肩、左上肢前内侧,达无名指和小指,偶可伴有濒死感,往往迫使患者立即停止活动,重者还出汗。疼痛历时 1~5 分钟,很少超过 15 分钟;休息或含服硝酸甘油,疼痛在 1~2 分钟内(很少超过 5 分钟)消失。常在劳累、情绪激动(发怒、焦急、过度兴奋)、受寒、饱食、吸烟时发生,贫血、心动过速或休克亦可诱发。

2.5.2.2 不典型的心绞痛症状

疼痛可位于胸骨下段、左心前区或上腹部,放射至颈、下颌、左肩胛部或右前胸,疼痛可很快消失或仅有左前胸不适、发闷感,常见于老年患者或者糖尿病患者。

2.5.3 检查

心电图:心电图是诊断心肌缺血的最常用的无创性检查,静息时心电图在正常范围内的患者可考虑进行动态心电图记录和(或)心脏负荷试验。

X 线:可无异常发现,部分患者可见心影增大、主动脉增宽、肺充血等改变。

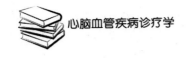

放射性核素:常用的放射性核素有 201Tl 或 99mTc～MIBI,可使正常心肌显影而缺血区不显影。

选择性冠状动脉造影:通过向冠状动脉内注入造影剂,可显示出左、右冠状动脉及其分支内的阻塞性病变。虽为有创性检查,但同时也是反映冠状动脉粥样硬化性病变的最有价值的检测手段。

血管内超声显像:是将微型超声探头通过心导管送入冠状动脉,能同时了解到冠脉管腔狭窄情况和管壁的病变情况。

血管镜:可直接观察冠脉腔,尤其适用于血栓性病变。

2.5.4　诊断

据典型的发作特点和体征,含服硝酸甘油后缓解,结合年龄和存在冠心病易患因素,除外其他原因所致的心绞痛,一般即可确立诊断。发作时心电图检查可见以 R 波为主的导联中,ST 段压低,T 波平坦或倒置(变异型心绞痛者则有关导联 ST 段抬高),发作过后数分钟内逐渐恢复。心电图无改变的患者可考虑做负荷试验。

发作不典型者,诊断要依靠观察硝酸甘油的疗效和发作时心电图的改变;如仍不能确诊,可多次复查心电图、心电图负荷试验或 24 小时动态心电图连续监测,如心电图出现阳性变化或负荷试验诱致心绞痛发作时亦可确诊。

诊断有困难者可作放射性核素检查或考虑行选择性冠状动脉造影。考虑施行外科手术治疗者则必需行选择性冠状动脉造影。冠状动脉内超声检查可显示管壁的病变,对诊断可能更有帮助。

2.5.5　鉴别诊断

2.5.5.1　急性心肌梗死

本病疼痛部位与心绞痛相仿,但性质更剧烈,持续时间可达数小时,常伴有休克、心律失常及心力衰竭,并有发热,含服硝酸甘油多不能使之缓解。心电图中面向梗死部位的导联 ST 段抬高,并有异常 Q 波。白细胞计数及肌酸磷酸激酶、门冬氨酸转氨酶、乳酸脱氢酶、肌红蛋白、肌凝蛋白轻链等增高,红细胞沉降率增快。

2.5.5.2　X 综合征

本病为小冠状动脉舒缩功能障碍所致,以反复发作劳累性心绞痛为主要表现,疼痛亦可在休息时发生。发作时或负荷后心电图可示心肌缺血、核素心肌灌注可示缺损、超声心动图可示节段性室壁运动异常。但本病多见于女性,冠心病的易患因素不明显,疼痛症状不甚典型,冠状动脉造影阴性,左心室无肥厚表现,麦角新碱试验阴性,治疗反应不稳定而预后良好,则与冠心病心绞痛不同。

2.5.5.3 其他疾病引起的心绞痛

包括严重的主动脉瓣狭窄或关闭不全、风湿热或其他原因引起的冠状动脉炎、梅毒性主动脉炎引起冠状动脉口狭窄或闭塞、肥厚型心肌病、先天性冠状动脉畸形等均引起心绞痛,要根据其他临床表现来进行鉴别。

2.5.5.4 肋间神经痛

本病疼痛常累及 1~2 个肋间,但并不一定局限在前胸,为刺痛或灼痛,多为持续性而非发作性,咳嗽、用力呼吸和身体转动可使疼痛加剧,沿神经行径处有压痛,手臂上举活动时局部有牵拉疼痛,故与心绞痛不同。

此外,不典型的心绞痛还需与食管病变、膈疝、溃疡病、肠道疾病、颈椎病等所引起的胸、腹疼痛相鉴别。

2.5.6 治疗

2.5.6.1 发作时的治疗

休息发作时立刻休息,患者一般在停止活动后症状即可缓解。药物治疗较重的发作,可使用作用快的硝酸酯制剂。这类药物除扩张冠状动脉,降低阻力,增加血流量外,还通过扩张周围血管,减少静脉回心血量,降低心室容量、心腔内压、心排血量和血压,减低心脏前后负荷和心肌的需氧,从而缓解心绞痛。

其中最常用的是硝酸甘油片,舌下含服,1~2 分钟开始起作用,约半小时后作用消失;也可选用二硝酸异山梨酯:舌下含服,2~5 分钟见效;另外还可选用亚硝酸异戊酯 0.2 毫升(1 支)用手绢包裹压碎后,吸入其挥发气体。优点是作用快,但副作用较大且有乙醚味,故很少采用。应用上述药物的同时,可考虑用镇静药。经以上治疗疼痛不能缓解或本次发作较平时重且持续时间长者,应考虑到是否有急性心肌梗死的可能,及时到医院检查治疗。

2.5.6.2 缓解期的治疗

宜尽量避免各种诱因。调节饮食,特别是进食不应过饱;禁绝烟酒。调整日常生活与工作量,减轻精神负担;保持适当的体力活动,但以不发生疼痛症状为度;一般不需卧床休息。缓解期药物治疗的三项基本原则是:选择性地扩张病变的冠脉血管;降低血压;改善动脉粥样硬化。

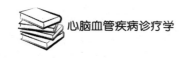

初次发作（初发型）或发作频繁、加重（恶化型），或卧位型、变异型、中间综合征、梗死后心绞痛等，疑为心肌梗死前奏的患者，应休息一段时间，使用作用持久的抗心绞痛药物，以防心绞痛发作，可单独选用、交替应用或联合应用下列作用持久的药物。

（1）硝酸酯制剂

①硝酸异山梨醇。

②四硝酸戊四醇酯。

③长效硝酸甘油制剂：服用长效片剂使硝酸甘油持续而缓慢释放。用 2% 硝酸甘油软膏或膜片制剂涂或贴在胸前皮肤，作用可维持 12～24 小时。

（2）β 受体阻断剂（β 阻断剂）

β 受体阻断剂具有阻断拟交感胺类对心率和心收缩力受体的刺激作用，减慢心率，降低血压，减低心肌收缩力和耗氧量，从而缓解心绞痛的发作。此外，还减低运动时血流动力的反应，使在同一运动量水平上心肌耗氧量减少；使不缺血的心肌区小动脉（阻力血管）缩小，从而使更多的血液通过极度扩张的侧支循环（输送血管）流入缺血区。可作为起始治疗药物，根据症状和心率调整剂量。不良反应有心室喷血时间延长和心脏容积增加，这时可能使心肌缺血加重或引起心力衰竭，但其使心肌耗氧量减少的作用远超过其不良反应。常用制剂有：普萘洛尔，逐渐增加剂量；氧烯洛尔；阿普洛尔；吲哚洛尔；索他洛尔；美托洛尔；阿替洛尔；醋丁洛尔；纳多洛尔等。

β 阻断剂可与硝酸酯合用，但要注意：①β 阻断剂与硝酸酯有协同作用，因而剂量应偏小，开始剂量尤其要注意减小，以免引起体位性低血压等不良反应。②停用 β 阻断剂时应逐步减量，突然停用有诱发心肌梗死的可能。③心功能不全，支气管哮喘以及心动过缓者不宜用。

（3）钙通道阻滞剂

本类药物抑制钙离子进入细胞内，也抑制心肌细胞兴奋－收缩耦联中钙离子的利用。因而抑制心肌收缩，减少心肌耗氧；扩张冠状动脉，解除冠状动脉痉挛，改善心内膜下心肌的血供；扩张周围血管，降低动脉血压，减轻心脏负荷；还降低血液黏度，抗血小板聚集，改善心肌的微循环。常用制剂有：①维拉帕米。不良反应有头晕、恶心、呕吐、便秘、心动过缓、PR 间期延长、血压下降等；②硝苯地平。不良反应有头痛、头晕、乏力、血压下降、心率增快等；③地尔硫卓。不良反应有头痛、头晕、失眠等。④新制剂尼卡地平、尼索地平、氨氯地平、非洛地平、苄普地尔等。

钙通道阻断剂治疗变异型心绞痛的疗效最好。本类药可与硝酸酯同服，其中硝苯地平尚可与 β 阻断剂同服，但维拉帕米和地尔硫卓与 β 阻断剂合用时则有过度抑制心脏的危险。停用本类药时也宜逐渐减量然后停服,以免发生冠状动脉痉挛。

(4)冠状动脉扩张剂

冠状动脉扩张剂理论上能增加冠状动脉的血流,改善心肌血供,缓解心绞痛。但由于冠心病时冠状动脉病变情况复杂,有些血管扩张剂如双嘧达莫,可能扩张无病变或轻度病变的动脉较扩张重度病变的动脉远为显著,减少侧支循环的血流量,引起所谓"冠状动脉窃血",增加了正常心肌的供血量,使缺血心肌的供血量反而减少,因而不再用于治疗心绞痛。目前仍用的有:吗多明:不良反应有头痛、面部潮红、胃肠道不适等;胺碘酮:也用于治疗快速心律失常,不良反应有胃肠道反应、药疹、角膜色素沉着、心动过缓、甲状腺功能障碍等;乙氧黄酮;卡波罗孟;奥昔非君;氨茶碱;罂粟碱等。

2.5.6.3 其他治疗

低分子右旋糖酐或羟乙基淀粉注射液,作用为改善微循环的灌流,可用于心绞痛的频繁发作。抗凝剂如肝素、溶血栓药和抗血小板药可用于治疗不稳定型心绞痛。高压氧治疗增加全身的氧供应,可使顽固的心绞痛得到改善,但疗效不易巩固。体外反搏治疗能增加冠状动脉的血供,也可考虑应用。兼有早期心力衰竭者,治疗心绞痛的同时宜用快速作用的洋地黄类制剂。

2.5.6.4 外科手术治疗

主要是在体外循环下施行主动脉－冠状动脉旁路移植手术,取患者自身的大隐静脉作为旁路移植的材料,一端吻合在主动脉,另一端吻合在有病变的冠状动脉段的远端;或游离内乳动脉与病变冠状动脉远端吻合,引主动脉的血流以改善病变冠状动脉所供血心肌的血流供应。

2.5.7 预后

大多数患者经治疗后症状可缓解或消失。初发型心绞痛、恶化型心绞痛、卧位型心绞痛、变异型心绞痛和中间综合征中的一部分,可能发生心肌梗死,故又称之为"梗死前心绞痛"。

2.5.8 预防

控制盐的摄入:少吃盐,盐的主要成分是氯化钠,长期大量食用氯化钠,会使血压升高、血管内皮受损。心绞痛的患者每天的盐摄入量应控制在 6 克以下。

控制脂肪的摄入:少吃脂肪、减少热量的摄取。高脂饮食会增加血液黏稠度,增高血脂,高脂血症是心绞痛的诱因。应尽量减少食用油的量,油类也是形成脂肪的重要

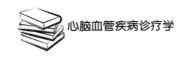

物质。但可以选择含不饱和脂肪酸的植物油代替动物油,每日的总用油量应限制在5~8茶匙。

避免食用动物内脏:动物内脏含有丰富的脂肪醇,例如肝、心、肾等。

戒烟戒酒:众所周知,烟酒对人体有害,它不仅诱发心绞痛,也诱发急性心肌梗死。

多吃富含维生素和膳食纤维的食物:如新鲜蔬菜、水果、粗粮等,多吃海鱼和大豆有益于冠心病的防治。

多吃利于改善血管的食物:如大蒜、洋葱、山楂、黑木耳、大枣、豆芽、鲤鱼等。

避免吃刺激性食物和胀气食物:如浓茶、咖啡、辣椒、咖喱等。

注意少食多餐,切忌暴饮暴食:晚餐不宜吃得过饱,以免诱发急性心肌梗死。

2.6 急性心肌梗死

急性心肌梗死是冠状动脉急性、持续性缺血缺氧所引起的心肌坏死。临床上多有剧烈而持久的胸骨后疼痛,休息及硝酸酯类药物不能完全缓解,伴有血清心肌酶活性增高及进行性心电图变化,可并发心律失常、休克或心力衰竭,常可危及生命。本病在欧美最常见,美国每年约有150万人发生心肌梗死。中国近年来呈明显上升趋势,每年新发至少50万,现患至少200万。

2.6.1 病因

患者多发生在冠状动脉粥样硬化狭窄基础上,由于某些诱因致使冠状动脉粥样斑块破裂,血中的血小板在破裂的斑块表面聚集,形成血块(血栓),突然阻塞冠状动脉管腔,导致心肌缺血坏死;另外,心肌耗氧量剧烈增加或冠状动脉痉挛也可诱发急性心肌梗死,常见的诱因如下:

过劳:过重的体力劳动,尤其是负重登楼,过度体育活动,连续紧张劳累等,都可使心脏负担加重,心肌需氧量突然增加,而冠心病患者的冠状动脉已发生硬化、狭窄,不能充分扩张而造成心肌缺血。剧烈体力负荷也可诱发斑块破裂,导致急性心肌梗死。

激动:由于激动、紧张、愤怒等激烈的情绪变化诱发。

暴饮暴食:不少心肌梗死病例发生于暴饮暴食之后。进食大量含高脂肪高热量的食物后,血脂浓度突然升高,导致血黏稠度增加,血小板聚集性增高。在冠状动脉狭窄的基础上形成血栓,引起急性心肌梗死。

寒冷刺激:突然的寒冷刺激可能诱发急性心肌梗死。因此,冠心病患者要十分注意防寒保暖,冬春寒冷季节是急性心肌梗死发病较高的原因之一。

便秘:便秘在老年人当中十分常见。临床上,因便秘时用力屏气而导致心肌梗死的老年人并不少见。必须引起老年人足够的重视,要保持大便通畅。

吸烟、大量饮酒:吸烟和大量饮酒可通过诱发冠状动脉痉挛及心肌耗氧量增加而诱发急性心肌梗死。

2.6.2 临床表现

约半数以上的急性心肌梗死患者,在起病前 1～2 天或 1～2 周有前驱症状,最常见的是原有的心绞痛加重,发作时间延长,或对硝酸甘油效果变差;或继往无心绞痛者,突然出现长时间心绞痛。典型的心肌梗死症状包括:突然发作剧烈而持久的胸骨后或心前区压榨性疼痛,休息和含服硝酸甘油不能缓解,常伴有烦躁不安、出汗、恐惧或濒死感。少数患者无疼痛,一开始即表现为休克或急性心力衰竭。部分患者疼痛位于上腹部,可能误诊为胃穿孔、急性胰腺炎等急腹症;少数患者表现颈部、下颌、咽部及牙齿疼痛,易误诊。

神志障碍,可见于高龄患者。全身症状,难以形容的不适、发热。胃肠道症状,表现恶心、呕吐、腹胀等,下壁心肌梗死患者更常见。心律失常,见于 75%～95% 患者,发生在起病的 1～2 周内,以 24 小时内多见,前壁心肌梗死易发生室性心律失常,下壁心肌梗死易发生心率减慢、房室传导阻滞。心力衰竭,主要是急性左心衰竭,在起病的最初几小时内易发生,也可在发病数日后发生,表现为呼吸困难、咳嗽、发绀、烦躁等症状。低血压、休克,急性心肌梗死时由于剧烈疼痛、恶心、呕吐、出汗、血容量不足、心律失常等可引起低血压,大面积心肌梗死(梗死面积大于40%)时心排血量急剧减少,可引起心源性休克,收缩压＜80mmHg,面色苍白,皮肤湿冷,烦躁不安或神志淡漠,心率增快,尿量减少。

2.6.3 实验室检查

心电图:特征性改变为新出现 Q 波及 ST 段抬高和 ST～T 动态演变。

心肌坏死血清生物标志物升高:肌酸激酶同工酶(CK～MB)及肌钙蛋白(T 或 I)升高是诊断急性心肌梗死的重要指标。可于发病 3～6 小时开始增高,CK～MB 于 3～4d 恢复正常,肌钙蛋白于 11～14 天恢复正常。GOT 和 LDH 诊断特异性差,目前已很少应用。

检测心肌坏死血清生物标志物:采用心肌钙蛋白 I/肌红蛋白/肌酸激酶同工酶

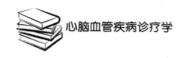

（CK~MB）的快速诊断试剂,可作为心肌梗死突发时的快速的辅助诊断,被越来越多的应用。

其他:白细胞数增多,中性粒细胞数增多,嗜酸性粒细胞数减少或消失,血沉加快,血清肌凝蛋白轻链增高。

2.6.4　诊断与鉴别诊断

根据典型的临床表现,特征性心电图衍变以及血清生物标志物的动态变化,可做出正确诊断。心电图表现为 ST 段抬高者诊断为 ST 段抬高型心肌梗死;心电图无 ST 段抬高者诊断为非 ST 段抬高型心肌梗死(过去称非 Q 波梗死)。老年人突然心力衰竭、休克或严重心律失常,也要想到本病的可能。表现不典型的常需与急腹症、肺梗死、夹层动脉瘤等鉴别。

2.6.5　并发症

2.6.5.1　心脏破裂

常发生在心肌梗死后 1~2 周内,好发于左心室前壁下 1/3 处。原因是梗死灶失去弹性,心肌坏死、中性粒细胞和单核细胞释放水解酶所致的酶性溶解作用,导致心壁破裂,心室内血液进入心包,造成心包填塞而引起猝死。另外室间隔破裂,左心室血液流入右心室,可引起心源性休克和急性左心衰竭。左心室乳头肌断裂,可引起急性二尖瓣关闭不全,导致急性左心衰竭。

2.6.5.2　室壁瘤

可发生在心肌梗死早期或梗死灶已纤维化的愈合期。由梗死心肌或瘢痕组织在心室内压力作用下,局限性的向外膨隆而形成室壁瘤。室壁瘤可继发附壁血栓、心律不齐及心功能不全。

2.6.5.3　附壁血栓形成

多见于左心室。由于梗死区内膜粗糙,室壁瘤处出现涡流等原因而诱发血栓形成。血栓可发生机化,少数血栓因心脏舒缩而脱落引起动脉系统栓塞。

2.6.5.4　心律失常

多发生在发病早期,也可在发病 1~2 周内发生,以室性早搏多见,可发生室性心动过速、心室颤动,导致心脏骤停、猝死。缓慢性心律失常如心动过缓、房室传导阻滞多见于下壁梗死患者发病早期,多可恢复,少数需永久起搏器治疗。

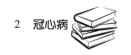

2.6.5.5 心力衰竭和心源性休克

可见于发病早期,也可于发病数天后出现,详见临床表现部分。

2.6.5.6 心肌梗死后综合征

一般在急性心肌梗死后2~3周或数月内发生,表现为心包炎、胸膜炎,或肺炎,有发热、胸痛等症状,可反复发生,可能为机体对心肌坏死形成的自身抗原的过敏反应。

2.6.6 治疗

急性心肌梗死发病突然,应及早发现,及早治疗,并加强入院前处理。治疗原则为**挽救濒死的心肌**,缩小梗死面积,保护心脏功能,及时处理各种并发症。

2.6.6.1 监护和一般治疗

无并发症者急性期绝对卧床1~3天;吸氧;持续心电监护,观察心率、心律变化及血压和呼吸,低血压、休克患者必要时监测肺毛楔入压和静脉压。低盐、低脂、少量多餐、保持大便通畅。无并发症患者3天后逐步过渡到坐在床旁椅子上吃饭、大小便及室内活动。一般可在2周内出院。有心力衰竭、严重心律失常、低血压等患者卧床时间及出院时间需酌情延长。

2.6.6.2 镇静止痛

小量吗啡静脉注射为最有效的镇痛剂,也可用杜冷丁。烦躁不安、精神紧张者可给于地西泮(安定)口服。

2.6.6.3 调整血容量

入院后尽快建立静脉通道,前3天缓慢补液,注意出入量平衡。

2.6.6.4 再灌注治疗,缩小梗死面积

再灌注治疗是急性ST段抬高心肌梗死最主要的治疗措施。在发病12小时内开通闭塞冠状动脉,恢复血流,可缩小心肌梗死面积,减少死亡。越早使冠状动脉再通,患者获益越大。"时间就是心肌,时间就是生命"。因此,对所有急性ST段抬高型心肌梗死患者就诊后必须尽快做出诊断,并尽快做出再灌注治疗的策略。

(1)直接冠状动脉介入治疗

在有急诊PCI条件的医院,在患者到达医院90分钟内能完成第一次球囊扩张的情况下,对所有发病12小时以内的急性ST段抬高型心肌梗死患者均应进行直接PCI治疗,球囊扩张使冠状动脉再通,必要时置入支架。急性期只对梗死相关动脉进行处理。对心源性休克患者不论发病时间都应行直接PCI治疗。因此,急性ST段抬高型

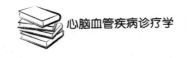

心肌梗死患者应尽可能到有 PCI 条件的医院就诊。

（2）溶栓治疗

如无急诊 PCI 治疗条件，或不能在 90 分钟内完成第一次球囊扩张时，若患者无溶栓治疗禁忌证，对发病 12 小时内的急性 ST 段抬高型心肌梗死患者应进行溶栓治疗。常用溶栓剂包括尿激酶、链激酶和重组组织型纤溶酶原激活剂等，静脉注射给药。溶栓治疗的主要并发症是出血，最严重的是脑出血。溶栓治疗后仍宜转至有 PCI 条件的医院进一步治疗。非 ST 段抬高型心肌梗死患者不应进行溶栓治疗。

2.6.6.5　药物治疗

持续胸痛患者若无低血压可静脉滴注硝酸甘油。所有无禁忌证的患者均应口服阿司匹林，置入药物支架患者应服用氯吡格雷一年，未置入支架患者可服用一月。应用 rt - PA 溶栓或未溶栓治疗的患者可用低分子肝素皮下注射或肝素静脉注射 3～5 天。对无禁忌证的患者应给与? 阻滞剂。对无低血压的患者应给与肾素 - 血管紧张素转氨酶抑制剂（ACEI），对 ACEI 不能耐受者可应用血管紧张素受体阻滞剂（ARB）。对 β 受体阻滞剂有禁忌证（如支气管痉挛）而患者持续有缺血或心房颤动、心房扑动伴快速心室率，而无心力衰竭、左室功能失调及房室传导阻滞的情况下，可给予维拉帕米或地尔硫卓。所有患者均应给与他汀类药物。

2.6.6.6　抗心律失常

偶发室性早搏可严密观察，不需用药；频发室性早搏或室性心动过速（室速）时，立即用利多卡因静脉注射继之持续静脉点滴；效果不好时可用胺碘酮静脉注射。室速引起血压降低或发生室颤时，尽快采用直流电除颤。对缓慢心律失常，可用阿托品肌肉注射或静脉注射；Ⅱ～Ⅲ度房室传导阻滞时，可安置临时起搏器。室上性心律失常：房性早搏不需特殊处理，阵发性室上性心动过速和快心室率心房颤动可给予维拉帕米、地尔硫卓、美托洛尔、洋地黄制剂或胺碘酮静脉注射。对心室率快、药物治疗无效而影响血液动力学者，应直流电同步电转复。

2.6.6.7　急性心肌梗死合并心源性休克和泵衰竭的治疗

肺水肿时应吸氧，静脉注射吗啡、速尿，静脉点滴硝普钠。心源性休克可用多巴胺、多巴酚丁胺或阿拉明静脉滴注，如能维持血压，可在严密观察下加用小量硝普钠。药物反应不佳时应在主动脉内气囊反搏术支持下行直接 PCI，若冠状动脉造影病变不适于 PCI，应考虑急诊冠状动脉搭桥手术。

2.6.6.8　出院前评估及出院后生活与工作安排

出院前可进行 24 小时动态心电监测、超声心动图、放射性核素检查,发现有症状或无症状性心肌缺血和严重心律失常,了解心功能,从而估计预后,决定是否需血管重建治疗,并指导出院后活动量。

出院后 2 ~ 3 个月,可酌情恢复部分工作或轻工作,以后,部分患者可恢复全天工作,但要避免过劳或过度紧张。

2.6.6.9　家庭康复治疗

急性心肌梗死患者,在医院度过了急性期后,对病情平稳、无并发症的患者,医生会允许其回家进行康复治疗。

按时服药,定期复诊;保持大便通畅;坚持适度体育锻炼。

不要情绪激动和过度劳累;戒烟限酒和避免吃得过饱。

在上述原则中,坚持合理适当的体育锻炼是康复治疗的主要措施。因为心肌梗死后,1 ~ 2 个月心肌坏死已愈合。此时促进体力恢复,增加心脏侧支循环,改善心肌功能,减少复发及危险因素,是康复治疗的目的。应做到以下几个方面:

①选择适宜运动方式和方法在医生指导下,根据病情轻重、体质强弱、年龄大小、个人爱好等,选择能够坚持的项目,如步行、打太极拳等。

②掌握好运动量,是一个关键问题运动量必须与医生协商决定,运动量过小,尽管比不运动好,但起不到应有作用;过大则可能有害。运动中若有心前区不适发作,应立即终止运动。

③运动量增加要循序渐进尤其出院早期运动量一定要适当,根据体力恢复情况及心功能情况逐步增加运动量。需要再次强调的是,心肌梗死后每个患者的情况都不相同,运动康复必须个体化,必须在医生指导下进行,并应有家属陪伴进行。

2.6.7　预后

急性心肌梗死的预后与梗死面积的大小、并发症及治疗有很大的关系。死亡大多发生在第一周内,尤其 1 ~ 2 小时内,相当一部分患者在住院前死于室颤。住院后死亡原因除严重心律失常外,还包括心源性休克、心力衰竭、心脏破裂等。急性期住院病死率 20 世纪 60 年代在 30% 以上,广泛采用监护治疗后降至 15% 左右,近年来应用直接 PCI 后降至 4% ~ 6%。

2.6.8　预防

心肌梗死后必须做好二级预防,预防心肌梗死再发。患者应采用合理膳食(低脂

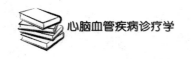

肪、低胆固醇饮食),戒烟、限酒,适度运动,心态平衡。坚持服用抗血小板药物(如阿司匹林)、β阻滞剂,他汀类调脂药及 ACEI 制剂,控制高血压及糖尿病等危险因素,定期复查。

对公众及冠心病患者应普及有关心肌梗死知识,预防心肌梗死发生,万一发生能早期诊断,及时治疗。除上述二级预防所述各项内容外,在日常生活中还要注意以下几点:

①避免过度劳累,尤其避免搬抬过重的物品。在老年冠心病患者可能诱发心肌梗死。

②放松精神,愉快生活,对任何事情要能泰然处之。

③洗澡时要特别注意,不要在饱餐或饥饿的情况下洗澡。水温最好与体温相当,洗澡时间不宜过长,冠心病程度较严重的患者洗澡时,应在他人帮助下进行。

④气候变化时要当心,在严寒或强冷空气影响下,冠状动脉可发生痉挛而诱发急性心肌梗死。所以每遇气候恶劣时,冠心病患者要注意保暖或适当防护。

⑤要懂得和识别心肌梗死的先兆症状并给予及时处理心肌梗死患者约 70% 有先兆症状,主要表现为:

既往无心绞痛的患者突然发生心绞痛,或原有心绞痛的患者发作突然明显加重,或无诱因自发发作。

心绞痛性质较以往发生改变、时间延长,使用硝酸甘油不易缓解。

疼痛伴有恶心、呕吐、大汗或明显心动过缓或过速。

心绞痛发作时伴气短、呼吸困难。

冠心病患者或老年人突然出现不明原因的心律失常、心力衰竭、休克或晕厥等情况时都应想到心肌梗死的可能性。

上述症状一旦发生,必须认真对待,患者首先应卧床,保持安静,避免精神过度紧张;舌下含服硝酸甘油或喷雾吸入硝酸甘油,若不缓解,5 分钟后可再含服一片。心绞痛缓解后去医院就诊。若胸痛 20 分钟不缓解或严重胸痛伴恶心、呕吐、呼吸困难、晕厥,应呼叫救护车送往医院。

2.7 心脏骤停与冠状动脉狭窄

2.7.1 心脏骤停

心脏骤停是指心脏射血功能的突然终止,大动脉搏动与心音消失,重要器官(如脑)严重缺血、缺氧,导致生命终止。这种出乎意料的突然死亡,医学上又称猝死。引起心跳骤停最常见的是心室纤维颤动。若呼唤病人无回应,压迫眶上、眶下无反应,即可确定病人已处于昏迷状态。再注意观察病人胸腹部有无起伏呼吸运动。如触颈动脉和股动脉无搏动,心前区听不到心跳,可判定病人已有心跳骤停。

2.7.1.1 病因

《2005 年美国心脏学会心肺复苏和心血管急救指南》中心脏骤停的常见原因总结为:①缺 O_2;②低钾血症/高钾血症及其他的电解质异常;③低温/体温过高;④低血容量;⑤低血糖/高血糖;⑥药物;⑦心包填塞;⑧肺栓塞;⑨冠状血管栓塞;⑩气胸,哮喘。

2.7.1.2 临床表现

心脏骤停或心源性猝死的临床过程可分为 4 个时期:前驱期、发病期、心脏停搏期和死亡期。

(1)前驱期

许多病人在发生心脏骤停前有数天或数周,甚至数月的前驱症状,如心绞痛、气急或心悸的加重,易于疲劳及其他非特异性的主诉。这些前驱症状并非心源性猝死所特有,而常见于任何心脏病发作之前。有资料显示 50% 的心源性猝死者在猝死前一月内曾求诊过,但其主诉常不一定与心脏有关。在医院外发生心脏骤停的存活者中,28% 在心脏骤停前有心绞痛或气急的加重。但前驱症状仅提示有发生心血管病的危险,而不能识别那些发生心源性猝死的亚群。

(2)发病期

亦即导致心脏骤停前的急性心血管改变时期,通常不超过 1 小时。典型表现包括:长时间的心绞痛或急性心肌梗死的胸痛,急性呼吸困难,突然心悸,持续心动过速,头晕目眩等。若心脏骤停瞬间发生,事前无预兆警告,则 95% 为心源性,并有冠状动脉病变。从心脏猝死者所获得的连续心电图记录中可见在猝死前数小时或数分钟内常有心电活动的改变,其中以心率增快和室性早搏的恶化升级为最常见。猝死于心室

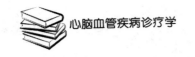

颤动者,常先有一阵持续的或非持续的室性心动过速。这些以心律失常发病的患者,在发病前大多清醒并在日常活动中,发病期(自发病到心脏骤停)短。心电图异常大多为心室颤动。另有部分病人以循环衰竭发病,在心脏骤停前已处于不活动状态,甚至已昏迷,其发病期长。在临终心血管改变前常已有非心脏性疾病。心电图异常以心室停搏较心室颤动多见。

(3)心脏骤停期

意识完全丧失为该期的特征。如不立即抢救,一般在数分钟内进入死亡期。罕有自发逆转者。心脏骤停是临床死亡的标志,其症状和体征如下:①心音消失;②脉搏触不到、血压测不出;③意识突然丧失或伴有短暂抽搐,抽搐常为全身性,多发生于心脏停搏后10秒内,有时伴眼球偏斜;④呼吸断续,呈叹息样,以后即停止。多发生在心脏停搏后20~30秒内;⑤昏迷,多发生于心脏停搏30秒后;⑥瞳孔散大,多在心脏停搏后30~60秒出现。但此期尚未到生物学死亡。如予及时恰当的抢救,有复苏的可能。

其复苏成功率取决于:复苏开始的迟早;心脏骤停发生的场所;心电活动失常的类型(心室颤动、室性心动过速、心电机械分离、心室停顿);心脏骤停前病人的临床情况。如心脏骤停发生在可立即进行心肺复苏的场所,则复苏成功率较高。

在医院或加强监护病房可立即进行抢救的条件下,复苏的成功率主要取决于病人在心脏骤停前的临床情况:若为急性心脏情况或暂时性代谢紊乱,则预后较佳;若为慢性心脏病晚期或严重的非心脏情况(如肾功能衰竭、肺炎、败血症、糖尿病或癌症),则复苏的成功率并不比院外发生的心脏骤停的复苏成功率高。后者的成功率主要取决于心脏骤停时心电活动的类型,其中以室性心动过速的预后最好,心室颤动其次,心室停顿和电机械分离的预后很差。高龄也是影响复苏成功的一个重要因素。

(4)生物学死亡期

心脏骤停向生物学死亡的演进,主要取决于心脏骤停心电活动的类型和心脏复苏的及时性。心室颤动或心室停搏,如在4~6分钟内未予心肺复苏,则预后很差。如在8分钟内未予心肺复苏,除非在低温等特殊情况下,否则几无存活。从统计资料来看,目击者立即施行心肺复苏术和尽早除颤,是避免生物学死亡的关键。心脏复苏后住院期死亡的最常见原因是中枢神经系统的损伤。缺氧性脑损伤和继发于长期使用呼吸器的感染占死因的60%,低心排血量占死因的30%,而由于心律失常的复发致死者仅占10%。急性心肌梗死时并发的心脏骤停,其预后取决于为原发性抑或继发性:前者心脏骤停发生时血液动力学并无不稳定;而后者系继发于不稳定的血液动力学状态。因而,原发性心脏骤停如能立即予以复苏,成功率可达100%;而继发性心脏骤停的预

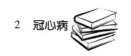

后差,复苏成功率仅 30% 左右。

2.7.1.3 检查

心室颤动或扑动,约占 91%。

心电机械分离,有宽而畸形、低振幅的 QRS,频率 20～30 次/分,不产生心肌机械性收缩。

心室静止,呈无电波的一条直线,或仅见心房波。心室颤动超过 4 分钟仍未复律,几乎均转为心室静止。

2.7.1.4 诊断

神志丧失。

颈动脉、股动脉搏动消失,心音消失。

叹息样呼吸,如不能紧急恢复血液循环,很快就停止呼吸。

瞳孔散大,对光反射减弱以至消失。

2.7.1.5 初期与二期复苏

(1)恢复有效血液循环

①立即胸外心脏按压。要点是:病人仰卧,背置地面或垫硬板,术者双掌重叠,双肘直,用肩部力量以掌根垂直按压病人胸骨中、下 1/3 交界处,使胸骨下段下陷 4cm 左右,频率 70～80 次/分。

②心电监测,若是心室颤动,即行直流电非同步除颤。

③肾上腺素:首先静注,如来不及建立静脉通道则可心内注射或气管注入。

④如一时难以电除颤,或电除颤一次不复律,可选用胺碘酮、利多卡因、溴苄安或普鲁卡因胺静注,药物除颤与电除颤同时交替使用,能提高复苏成功率。

⑤如心电监测时心室静止,可加用异丙肾上腺素静注,3 分钟后可重复。

⑥如心室静止用药无效,尽快行胸外心脏起搏,或经静脉心内临时起搏。

⑦复苏 20 分钟仍无效,可开胸心脏按压,并继续用药,直到无望。

(2)呼吸停止时立即疏通气道及人工呼吸

①将病人头后仰,抬高下颌,清除口腔异物。

②紧接口对口人工呼吸,吹气时要捏住病人鼻孔,如病人牙关紧闭,可口对鼻吹气,使病人胸部隆起为有效,每分钟吹气 12～16 次,人工呼吸要与胸外心脏按压以 1:5 或 2:10 交替施行。

③吸氧。

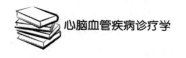

④15分钟仍不恢复自主呼吸,应尽快气管插管使用机械通气,而不提倡用呼吸兴奋剂,以免增加大脑氧耗或引起抽搐惊厥。

(3)纠正酸中毒

过去常规早期大量使用碳酸氢钠,而现代主张使用原则是:宁迟勿早,宁少勿多,宁欠勿过。因为心脏骤停时酸中毒的主要原因是低灌注和CO_2蓄积,大量静注碳酸氢钠反可使组织CO_2增加,血液过碱,使 Hb 氧合曲线左移,氧释放受到抑制,加重组织缺氧,抑制心肌和脑细胞功能,引起高钠、高渗状态,降低复苏成功率。所以当建立稳定血液循环及有效通气之前,最好不用。

如果心脏骤停患者发生在院外现场,应先就地进行徒手复苏操作,并尽快设法边急救边护送至附近医疗单位作二期复苏。

2.7.1.6 复苏后期处理

心脏骤停急救:

(1)维持血液循环

心脏复苏后常有低血压或休克,应适当补充血容量并用血管活性药,维护血压在正常水平。

(2)维持有效通气功能

继续吸氧。如自主呼吸尚未恢复,可继续用人工呼吸机;如自主呼吸恢复但不健全稳定,可酌用呼吸兴奋剂,如尼可刹米、山梗莱碱或回苏灵肌注或静滴;还要积极防治呼吸系统感染。

(3)心电监护

发现心律失常酌情处理。

(4)积极进行脑复苏

如心肺复苏时间较长,大脑功能会有不同程度损害,表现为意识障碍,遗留智力与活动能力障碍,甚至形成植物人,因此脑复苏是后期的重点。

①如意识障碍伴发热,应头部冰帽降温;如血压稳定还可人工冬眠,常用氯丙嗪和异丙嗪静滴或肌注。

②防治脑水肿:酌用脱水剂、肾上腺糖皮质激素或白蛋白等。

③改善脑细胞代谢药:如 ATP、辅酶 A、脑活素、胞二磷胆碱等。

④氧自由基清除剂。

⑤高压氧舱治疗。

（5）保护肾功能

密切观察尿量及血肌酐，防治急性肾功能衰竭。

2.7.1.7　急救措施

心脏骤停的抢救必须争分夺秒，千万不要坐等救护车到来再送医院救治。要当机立断采取以下急救措施进行心肺复苏。

胸外按压：一手托病人颈后向上托，另一手按住病人前额向后稍推，使下颌上翘，头部后仰，有利于通气。做胸外心脏按压。让病人背垫一块硬板，同时做口对口人工呼吸。观察病人的瞳孔，若瞳孔缩小（是最灵敏、最有意义的生命征象），颜面、口唇转红润，说明抢救有效。

针刺人中穴或手心的劳宫穴、足心涌泉穴，起到抢救作用。

迅速掏出咽部呕吐物，以免堵塞呼吸道或倒流入肺，引起窒息和吸入性肺炎。

头敷冰袋降温。

急送医院救治。

2.7.1.8　预后

心脏骤停复苏成功的患者，及时地评估左心室的功能非常重要。和左心室功能正常的患者相比，左心室功能减退的患者心脏骤停复发的可能性较大，对抗心律失常药物的反应较差，死亡率较高。

急性心肌梗死早期的原发性心室颤动，为非血流动力学异常引起者，经及时除颤易获复律成功。急性下壁心肌梗死并发的缓慢性心律失常或心室停顿所致的心脏骤停，预后良好。相反急性广泛前壁心肌梗死合并房室或室内阻滞引起的心脏骤停，预后往往不良。

继发于急性大面积心肌梗死及血流动力学异常的心脏骤停，即时死亡率达59% ~ 89%，心脏复苏往往不易成功。即使复苏成功，亦难以维持稳定的血流动力学状态。

2.7.2　冠状动脉严重狭窄

所谓冠状动脉狭窄是粥样硬化所致，当狭窄到一定程度是导致心肌缺血就是冠心病了；想了解狭窄的程度需要冠状动脉造影才能确定。当确诊冠心病后，基本治疗方法有三种，即药物治疗、介入疗法以及手术治疗。其中药物治疗是冠心病的基础治疗；介入疗法即通过置入冠脉支架而解除冠脉狭窄的治疗方法；此法特点是安全、高效、快捷、痛苦少、恢复快；手术治疗即冠脉搭桥。右冠管壁多发钙化及软斑块形成，管腔节段性狭窄，狭窄程度最大处超过50%。

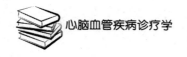

2.7.2.1　程度分级

冠状动脉狭窄程度分级,冠状动脉狭窄以管腔面积的缩小分为4级。Ⅰ级病变:管腔面积缩小1%～25%;Ⅱ级病变:管腔面积缩小26%～50%;Ⅲ级病变:管腔面积缩小51%～75%;Ⅳ级病变:管腔面积缩小76%～100%。1支或1支以上主要冠状动脉(指左冠状动脉主干,前降支,回旋支,右冠状动脉)狭窄程度达到Ⅲ级,诊断为冠心病。

TIMI试验提出的分级指标评价冠状动脉狭窄程度:

0级,无血流灌注,闭塞血管远端无血流。

Ⅰ级,部分造影剂通过,冠状动脉狭窄的远端不能完全充盈。

Ⅱ级,冠状动脉狭窄的远端可以完全充盈,但显影慢,造影剂消除慢。

Ⅲ级,冠状动脉远端完全而且迅速充盈与消除,与正常冠状动脉相同。

2.7.2.2　病情分析

冠状动脉是包绕在心脏外面,为心脏提供营养和各种养分的血管。

2.7.2.3　注意事项

低脂饮食,尤其是晚餐;

注意休息,避免因为劳累,感染等情况加重心脏负担;

增加纤维素的摄入,防止便秘;

防止心梗的发生,一旦病人心前区不适,或肩背部疼痛,胸闷气短,休息不能缓解,立即送医院诊治。

2.7.2.4　治疗

介入治疗不用开刀即可解除冠状动脉狭窄,现已成为冠心病治疗的重要手段之一。冠状动脉介入治疗技术主要包括球囊扩张和支架置入,具体做法是通过一侧股动脉或桡动脉穿刺,将装有球囊的导管插入体内,在X线透视引导下,将支架系统送达狭窄部位后,在体外将球囊加压膨胀,使支架扩张释放,撑开狭窄或堵塞的血管并将输送系统退出,血管弹性回缩产生的环形压力使支架附着牢固,使血管腔恢复通畅。它可以解除心肌缺血,消除心绞痛等症状,避免发生心肌梗死等心血管事件。此法也用于急性心肌梗死的抢救。近两年来应用的药物涂层支架(如紫杉醇涂层支架、雷帕霉素涂层支架),是冠心病介入治疗的突破性进展。采用药物涂层支架后,由于药物可以有效抑制支架引起的血管内膜过度增生反应,从而使血管再狭窄的发生率降至9%以下。

2.7.2.5 预防保健

合理饮食,不要偏食,不宜过量。要控制高胆固醇、高脂肪食物,多吃素食。同时要控制总热量的摄入,限制体重增加。

生活要有规律,避免过度紧张;保持足够的睡眠,培养多种情趣;保持情绪稳定,切忌急躁、激动或闷闷不乐。

保持适当的体育锻炼活动,增强体质。

不吸烟、酗酒:烟可使动脉壁收缩,促进动脉粥样硬化;而酗酒则易情绪激动,血压升高。

积极防治老年慢性疾病:如高血压、高血脂、糖尿病等,这些疾病与冠心病关系密切。

2.7.2.6 患者心理调整

冠心病患者大多与人的性格心理活动有很大关系,所以在我们生活当中,要注意心理的调整,从以下四个方面去预防,治疗冠心病:

遇事心平气和。冠心病患者往往脾气急躁,容易生气和得罪别人。必须经常提醒自己遇事要心平气和,增加耐性。

要宽以待人。宽恕别人不仅能给自己带来平静和安宁,有益于冠心病的康复,而且能赢得友谊,保持人际间的融洽。所以人们把宽恕称作"精神补品和心理健康不可缺少的维生素"。

遇事要想得开,放得下。过于精细、求全责备常常导致自身孤立,而这种孤立的心理状态会产生精神压力,有损心脏。冠心病患者对子女、对金钱、名誉、地位以及对自己的疾病都要坦然、淡化。

掌握一套身体锻炼和心理调节的方法。如自我放松训练:通过呼吸放松、意念放松、身体放松或通过气功、太极拳等活动,增强自身康复能力。

2.8 急性冠脉综合征

急性冠状动脉综合征是以冠状动脉粥样硬化斑块破裂或侵袭,继发完全或不完全闭塞性血栓形成为病理基础的一组临床综合征,包括急性 ST 段抬高性心肌梗死、急性非 ST 段抬高性心肌梗死和不稳定型心绞痛。

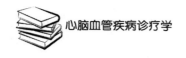

ACS 是一种常见的严重的心血管疾病,是冠心病的一种严重类型。常见于老年、男性及绝经后女性、吸烟、高血压、糖尿病、高脂血症、腹型肥胖及有早发冠心病家族史的患者。ACS 患者常常表现为发作性胸痛、胸闷等症状,可导致心律失常、心力衰竭、甚至猝死,严重影响患者的生活质量和寿命。如及时采取恰当的治疗方式,则可大大降低病死率,并减少并发症,改善患者的预后。

2.8.1 病因

绝大多数 ACS 是冠状动脉粥样硬化斑块不稳定的结果。极少数 ACS 由非动脉粥样硬化性疾病所致(如动脉炎、外伤、夹层、血栓栓塞、先天异常、滥用可卡因,或心脏介入治疗并发症)。

当冠状动脉的供血与心肌的需血之间发生矛盾,冠状动脉血流量不能满足心肌代谢的需要,引起心肌急剧的、暂时的缺血缺氧时,即可发生心绞痛。冠状动脉粥样硬化可造成一支或多支血管管腔狭窄和心肌血供不足,一旦血供急剧减少或中断,使心肌严重而持久地急性缺血达 20～30 分钟以上,即可发生急性心肌梗死。

2.8.2 危险因素

2.8.2.1 主要的危险因素

①年龄、性别。本病临床上多见于 40 岁以上的中、老年人。近年来,临床发病年龄有年轻化趋势。与男性相比,女性发病率较低,但在更年期后发病率增加。

②血脂异常。脂质代谢异常是动脉粥样硬化最重要的危险因素。总胆固醇、甘油三酯、低密度脂蛋白或极低密度脂蛋白增高,相应的载脂蛋白 B 增高;高密度脂蛋白减低,载脂蛋白 A 降低都被认为是危险因素。此外脂蛋白增高也可能是独立的危险因素。在临床实践中,以 TC 及 LDL 增高最受关注。

③高血压。血压增高与本病关系密切。60%～70% 的冠状动脉粥样硬化患者有高血压,高血压患者患本病较血压正常者高 3～4 倍。收缩压和舒张压增高都与本病密切相关。

④吸烟。吸烟者与不吸烟者比较,本病的发病率和病死率增高 2～6 倍,且与每日吸烟的支数呈正比。被动吸烟也是危险因素。

⑤糖尿病和糖耐量异常。糖尿病患者中不仅本病发病率较非糖尿病者高出数倍,且病变进展迅速。本病患者糖耐量减低者也十分常见。

2.8.2.2 其他危险因素

①肥胖。

②从事体力活动少,脑力活动紧张,经常有工作紧迫感者。

③西方的饮食方式:常进较高热量、含较多动物性脂肪、胆固醇、糖和盐的食物者。

④遗传因素:家族中有在年龄＜50 岁时患本病者,其近亲得病的机会可 5 倍于无这种情况的家族。

⑤性情急躁、好胜心和竞争性强、不善于劳逸结合的 A 型性格者。

2.8.2.3　新近发现的危险因素

①血中同型半胱氨酸增高。

②胰岛素抵抗增强。

③血中纤维蛋白原及一些凝血因子增高。

④病毒、衣原体感染等。

2.8.3　临床表现

典型表现为发作性胸骨后闷痛,紧缩压榨感或压迫感、烧灼感,可向左上臂、下颌、颈、背、肩部或左前臂尺侧放射,呈间断性或持续性,伴有出汗、恶心、呼吸困难、窒息感、甚至晕厥,持续＞10 ~20 分钟,含硝酸甘油不能完全缓解时常提示 AMI。部分患者在 AMI 发病前数日有乏力,胸部不适,活动时心悸、气急、烦躁、心绞痛等前驱症状。

不典型表现有:牙痛、咽痛、上腹隐痛、消化不良、胸部针刺样痛或仅有呼吸困难。这些常见于老年、女性、糖尿病、慢性肾功能不全或痴呆症患者。临床缺乏典型胸痛,特别当心电图正常或临界改变时,常易被忽略和延误治疗,应注意连续观察。大多数 ACS 患者无明显的体征。

重症患者可出现皮肤湿冷、面色苍白、烦躁不安、颈静脉怒张等,听诊可闻肺部啰音、心律不齐、心脏杂音、心音分裂、第三心音、心包摩擦音和奔马律。

2.8.4　检查

2.8.4.1　心肌损伤标志物

AMI 时会出现心肌损伤标志物的升高,且其增高水平与心肌梗死范围及预后明显相关。肌钙蛋白 I(cTnI)或 T(cTnT)起病 3 ~4 小时后升高,cTnI 于 11 ~24 小时达高峰,7 ~10 天降至正常,cTnT 于 24 ~48 小时达高峰,10 ~14 天降至正常。肌钙蛋白增高是诊断心肌梗死的敏感指标。肌酸激酶同工酶 CK ~MB 起病后 4 小时内增高,16 ~24 小时达高峰,3 ~4 天恢复正常。

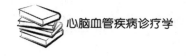

2.8.4.2 心电图

（1）STEMI

①ST 段抬高呈弓背向上型,在面向坏死区周围心肌损伤区的导联上出现。

②宽而深的 Q 波(病理性 Q 波),在面向透壁心肌坏死区的导联上出现。

③T 波倒置,在面向损伤区周围心肌缺血区的导联上出现。在背向梗死区的导联则出现相反的改变,即 R 波增高、ST 段压低和 T 波直立并增高。

（2）NSTE ~ ACSST ~ T

波动态变化是 NSTE ~ ACS 最有诊断价值的心电图异常表现。症状发作时可记录到一过性 ST 段改变(常表现 2 个或以上相邻导联 ST 段下移≥0.1mV),症状缓解后 ST 段缺血性改变改善,或者发作时倒置 T 波是"伪正常化",发作后恢复至原倒置状态更具有诊断意义,并提示有急性心肌缺血或严重冠脉疾病。初始心电图正常或临界改变,不能排除 NSTE ~ ACS 的可能性;患者出现症状时应再次记录心电图,且与无症状时或既往心电图对比,注意 ST ~ T 波的动态变化。

2.8.4.3 超声心动图

AMI 及严重心肌缺血时可见室壁节段性运动异常。同时有助于了解左心室功能,诊断室壁瘤和乳头肌功能失调等。

2.8.5 诊断

当有典型的缺血性胸痛症状或心电图动态改变而无心肌坏死标志物升高时,可诊断为心绞痛。存在下列任何一项时,可以诊断心肌梗死。

心脏生物标志物(最好是肌钙蛋白)增高或增高后降低,至少有 1 次数值超过正常上限,并有以下至少 1 项心肌缺血的证据:①心肌缺血临床症状;②心电图出现新的心肌缺血变化,即新的 ST 段改变或左束支传导阻滞(按心电图是否有 ST 段抬高,分为 STEMI 和 NSTEMI);③心电图出现病理性 Q 波;④影像学证据显示新的心肌活力丧失或区域性室壁运动异常。

突发、未预料的心脏性死亡,涉及心脏停跳,常伴有提示心肌缺血的症状、推测为新的 ST 段抬高或左束支传导阻滞、冠状动脉造影或尸体检验显示新鲜血栓的证据,死亡发生在可取得血标本之前,或心脏生物标志物在血中出现之前。

在基线肌钙蛋白正常、接受经皮冠状动脉介入治疗的患者,心脏生物标志物升高超过正常上限提示围手术期心肌坏死。心脏生物标志物升高超过正常上限的 3 倍定为 PCI 相关的心肌梗死,其中包括 1 种已经证实的支架血栓形成相关的亚型。

基线肌钙蛋白值正常、行冠状动脉旁路移植术患者,心脏生物标志物升高超过正常上限,提示围手术期心肌坏死。将心脏生物标志物升高超过正常上限的 5 倍并发生新的病理性 Q 波或新的左束支传导阻滞,或冠状动脉造影证实新移植的或自身的冠状动脉闭塞,或有心肌活力丧失的影像学证据,定为与 CABG 相关的心肌梗死。

有 AMI 的病理学发现。

2.8.6 鉴别诊断

2.8.6.1 稳定型心绞痛

胸痛常由体力劳动或情绪激动(如愤怒、焦急、过度兴奋等)所诱发,饱食、寒冷、吸烟、心动过速、休克等亦可诱发。疼痛多发生于劳力或激动的当时,而不是在一天劳累之后。典型的心绞痛常在相似的条件下重复发生,但有时同样的劳力只在早晨而不在下午引起心绞痛。疼痛出现后常逐步加重,然后在 3~5 分钟内渐消失。停止原来诱发症状的活动或舌下含用硝酸甘油能在几分钟内使之缓解。

2.8.6.2 主动脉夹层

胸痛一开始即达高峰,常放射到背、肋、腹、腰和下肢,两上肢的血压和脉搏可有明显差别,可有主动脉瓣关闭不全的表现,偶有意识模糊和偏瘫等神经系统受损症状。但无血清心肌坏死标记物升高等可资鉴别。二维超声心动图检查、X 线或磁共振体层显像有助于诊断。

2.8.6.3 急性肺动脉栓塞

可发生胸痛、咯血、呼吸困难和休克。但有右心负荷急剧增加的表现如发绀、肺动脉瓣区第二心音亢进、颈静脉充盈、肝大、下肢水肿等。心电图示 I 导联 S 波加深,Ⅲ导联 Q 波显著 T 波倒置,胸导联过度区左移,右胸导联 T 波倒置等改变,可资鉴别。

2.8.6.4 急腹症

急性胰腺炎、消化性溃疡穿孔、急性胆囊炎、胆石症等,均有上腹部疼痛,可能伴休克。仔细询问病史、作体格检查、心电图检查、血清心肌酶和肌钙蛋白测定可协助鉴别。

2.8.6.5 急性心包炎

心包炎的疼痛与发热同时出现,呼吸和咳嗽时加重,早期即有心包摩擦音,后者和疼痛在心包腔出现渗液时均消失;全身症状一般不如 AMI 严重;心电图除 aVR 外,其余导联均有 ST 段弓背向下的抬高,T 波倒置,无异常 Q 波出现。

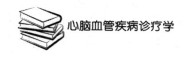

2.8.7 并发症

2.8.7.1 心律失常

见于75%～95%的AMI患者,多发生在起病1～2天,而以24小时内最多见。各种心律失常中以室性心律失常最多,尤其是室性期前收缩。室颤是AMI早期,特别是入院前主要的死因。房室传导阻滞和束支传导阻滞也较多见,室上性心律失常则较少,多发生在心力衰竭者中。

2.8.7.2 低血压和休克

休克多在起病后数小时至数日内发生,见于约20%的AMI患者,主要是心源性,为心肌广泛坏死,心排血量急剧下降所致。

2.8.7.3 心力衰竭

主要是急性左心衰竭,可在AMI起病最初几天内发生,或在疼痛、休克好转阶段出现,为梗死后心脏舒缩力显著减弱或不协调所致,发生率约为32%～48%。出现呼吸困难、咳嗽、发绀、烦躁等症状,严重者可发生肺水肿,随后可有颈静脉怒张、肝大、水肿等右心衰竭表现。右心室AMI者可一开始即出现右心衰竭表现,伴血压下降。

2.8.7.4 乳头肌功能失调或断裂

总发生率可高达50%。造成不同程度的二尖瓣脱垂并关闭不全,引起心力衰竭。重症者可在数日内死亡。

2.8.7.5 心脏破裂

少见,常在起病1周内出现,多为心室游离壁破裂,造成猝死。偶为心室间隔破裂造成穿孔,可引起心力衰竭和休克而在数日内死亡。心脏破裂也可为亚急性,患者能存活数月。

2.8.7.6 栓塞

发生率1%～6%,见于起病后1～2周,可为左心室附壁血栓脱落所致,引起脑、肾、脾或四肢等动脉栓塞。也可因下肢静脉血栓形成部分脱落所致,则产生肺动脉栓塞。

2.8.7.7 心室壁瘤

主要见于左心室,发生率5%～20%。瘤内可发生附壁血栓而导致栓塞。

2.8.7.8 心肌梗死后综合征

发生率约10%。于AMI后数周至数月内出现,可反复发生,表现为心包炎、胸膜

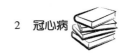

炎或肺炎,有发热、胸痛等症状。

2.8.8　治疗

急救措施:发生疑似急性缺血性胸痛症状时应立即停止活动、休息,并尽早向急救中心呼救。对无禁忌证的 ACS 患者应立即舌下含服硝酸甘油,每 5 分钟重复 1 次,总量不超过 1.5mg。

"时间就是心肌,时间就是生命"。对于 STEMI 患者,采用溶栓或介入治疗方式尽可能早地开通梗死相关动脉可明显降低死亡率、减少并发症、改善患者的预后。治疗方法有药物治疗、手术治疗、介入治疗、其他治疗等。

2.8.9　预后

AMI 患者的预后与梗死范围的大小、侧支循环产生的情况以及治疗是否及时有关。急性期住院病死率过去一般为 30% 左右,采用监护治疗后降至 15% 左右,采用溶栓疗法后再降至 8% 左右,住院 90 分钟内施行介入治疗后进一步降至 4% 左右。死亡多发生在第一周内,尤其在数小时内,发生严重心律失常、休克或心力衰竭者,病死率尤高。NSTEMI 近期预后虽佳,但长期预后则较差,NSTE～ACS 患者经急性期处理、病情稳定后,仍可能因冠脉粥样硬化病变持续发展,而引起心肌缺血事件复发。出院后 1 年内再次住院率高达 20%,大于 40 岁患者的病死率在男性为 18%,在女性为 20%。

2.8.10　预防

2.8.10.1　非药物干预

戒烟。

运动 ACS 患者出院前应作运动耐量评估,并制订个体化体力运动方案。对于所有病情稳定的患者,建议每日进行 30～60 分钟中等强度的有氧运动(例如快步行走等),每周至少坚持 5 天。此外,还可建议每周进行 1～2 次阻力训练。体力运动应循序渐进,并避免诱发心绞痛等不适症状。

控制体重出院前以及出院后随诊时应监测体重,并建议其通过控制饮食与增加运动将体质指数控制于 24kg/m 以下。

2.8.10.2　药物预防

抗血小板治疗。若无禁忌证,所有 ACS 患者出院后均应长期服用阿司匹林(75～150mg/d)治疗。因存在禁忌证而不能应用阿司匹林者,可用氯吡格雷(75mg/d)替代。接受 PCI 的患者,需联合应用阿司匹林和氯吡格雷。

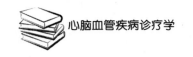

ACEI 和 ARB 类药物。若无禁忌证,所有伴有心力衰竭、高血压、糖尿病或慢性肾脏疾病的 STEMI 患者均应长期服用 ACEI。低危 STEMI 患者(即 LVEF 正常、已成功实施血运重建且各种心血管危险因素已得到满意控制者)亦可考虑 ACEI 治疗。具有适应证但不能耐受 ACEI 治疗者,可应用 ARB 类药物。

β 受体阻滞剂。若无禁忌证,所有 STEMI 患者均应长期服用 β 受体阻滞剂治疗,并根据患者耐受情况确定个体化的治疗剂量。

醛固酮拮抗剂。无明显肾功能损害和高血钾的心肌梗死后患者,经过有效剂量的 ACEI 与 β 受体阻滞剂治疗后其 LVEF < 0.4 者,可考虑应用醛固酮拮抗剂治疗,但须密切观察相关不良反应(特别是高钾血症)的发生。

2.8.10.3 控制心血管危险因素

控制血压应将其血压控制于 < 140/90mmHg,合并慢性肾病者应将血压控制于 < 130/80mmHg。此类患者宜首选 β 受体阻滞剂和(或)ACEI 治疗,必要时可考虑应用小剂量噻嗪类利尿剂等药物。

调脂治疗出院后应坚持使用他汀类药物,将 LDL - C 控制在 < 2.60mmol/L 并可考虑达到更低的目标值(LDL - C < 2.08mmol/L);对于合并糖尿病者,应将 LDL - C 控制在 L 以下。达标后不可停药,也不宜盲目减小剂量。LDL - C 未达标时,联合使用胆固醇吸收抑制剂或其他降脂药物。LDL - C 达标后,若甘油三酯 > 2.26mmol/l,则联合使用贝特类或烟碱类药物。甘油三酯 > 1.70mmol/l 且改善生活方式治疗 3 个月后仍高时,应加用贝特类或烟酸类药物。

血糖管理若患者一般健康状况较好、糖尿病病史较短、年龄较轻,可将其糖化血红蛋白控制在 7% 以下;若患者一般健康状况较差、糖尿病病史较长、年龄较大时,宜将糖化血红蛋白控制于 7% ~ 8%。

置入式心脏除颤器以下两类患者置入 ICD 可以显著获益:①LVEF 小于等于 0.4,且伴有自发非持续性室速,和(或)电程序刺激可诱发出单形持续性室速者。②心肌梗死至少 40d 后患者仍存在心力衰竭症状(NYHA 心功能且 II — IV 级),且 LVEF 小于等于 0.30 者。AMI 后虽经最佳药物治疗仍存在轻度心力衰竭症状(NYHA 心功能 I 级)且 LVEF 小于等于 0.35 者也可考虑置入 ICD。

康复治疗出院后坚持规律适度的体力锻炼有助于控制肥胖、高血压、血脂异常以及高血糖等心血管危险因素,并增加心血管储备功能,从而对其预后产生有益影响。与一般体力运动相比,以体力活动为基础的程序化康复治疗可能具有更佳效果。荟萃分析显示,冠心病患者接受康复治疗可使总病死率降低 20% ~ 30%,使心脏性病死率

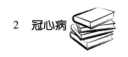

降低约30%。

2.8.11 护理

ACS患者应注意采用清淡易消化的饮食,急性期过后宜采用低盐低脂饮食,如合并糖尿病还应注意控制糖分的摄入。

AMI急性期时,应以卧床休息为主。对血液动力学稳定且无并发症的患者可根据病情卧床休息1~3天,一般第2天可允许患者坐在床旁大便,病情不稳定及高危患者卧床时间可适当延长。避免过度紧张、焦虑、兴奋和劳累,注意保持大便通畅,便秘者应适当通便,切不可过度用力排便,以免诱发心肌缺血、心律失常甚至心脏破裂。

戒烟:所有ACS患者均需戒烟。

运动:ACS患者出院前应作运动耐量评估,并制订个体化体力运动方案。对于所有病情稳定的患者,建议每日进行30~60分钟中等强度的有氧运动(例如快步行走等),每周至少坚持5天。此外,还可建议每周进行1~2次阻力训练。体力运动应循序渐进,并避免诱发心绞痛等不适症状。

控制体重:应监测体重,建议通过控制饮食与增加运动将体质指数控制于24kg/m以下。

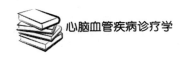

3　心力衰竭

3.1　心力衰竭的流行病学

心力衰竭(心衰)是多种心血管疾病的严重和终末阶段,是全球慢性心血管疾病防治的重要内容。欧美流行病学数据显示成人心衰患病率为 1% ~2% ,并随年龄增加而增长,70 岁以上的老年人甚至超过 10% 。美国的数据显示心衰患病率呈不断增长的趋势,1994 至 2003 年 10 年间增长了 34% 。2003 年中国流行病学调查发现中国成人心衰患病率为 0.9% ,《中国心血管病报告 2013》提出我国心血管病患病率处于持续上升阶段,从心衰"事件链式、阶段式"发展的特点来看,心血管病及其危险因素的流行增加将导致事件链终点的心衰患病增加,特别是我国人口老龄化的趋势也使未来发展为心衰的人群更为庞大。把握我国心衰流行病学的特点并进行有效的防控是我们现在和将来的工作重点。

3.1.1　概念、分类与诊断

心衰是指由心脏结构或功能异常导致心室收缩或舒张能力受损进而引起一系列病理生理变化的临床综合征。目前,临床上根据左心室射血分数将心衰分为射血分数降低的心衰和射血分数保留的心衰,前者也称收缩性心衰,后者曾被称为舒张性心衰,但目前认为其包括但不仅限于舒张性心衰。

HFrEF 的临床诊断标准包括心衰的症状、体征以及 LVEF 降低。HFpEF 的诊断包括心衰的症状、体征以及 LVEF 不降低。该"不降低"多认为 LVEF≥50% ,若 LVEF 在41% ~49% ,则称为临界型 HFpEF。2014 年中国心衰诊疗指南还推荐在诊断 HFpEF时要有相关结构性心脏病存在的证据(如左心室肥厚、左心房扩大)和(或)舒张功能不全,并除外心瓣膜病、心包疾病、肥厚型心肌病、限制型(浸润性)心肌病等。

限于技术和人员条件,流行病学调查诊断心衰采用的标准和临床诊断心衰的标准并不相同,如美国心衰流行病学调查时较多采用 Framingham 心衰定义的标准,中国流行病学调查采用的诊断标准包括 Framingham 标准、教材或指南推荐的诊断标准、甚至临床经验诊断等。这可能是心衰的流行病学特点具有时间和空间差异的重要原因。

3.1.2 发病率

中国关于心衰发病率的数据最早见于香港 1997 年对香港医院管理局下辖的 11 所医院住院心衰患者的调查。该调查中全年因心衰住院患者 6203 例（女性占 56%），其中 4589 例为新发心衰,1614 例为再发心衰,患者平均年龄为男性 72.4 岁、女性 77.5 岁。心衰总发病率为 0.7/1000,55～64 岁年龄组心衰发病率为男性 0.9/1000、女性 0.7/1000,65～74 岁发病率为男性 3.3/1000、女性 2.7/1000,而在 85 岁以上人群心衰发病率增至男性 14/1000、女性 20/1000,有随增龄而显著升高的趋势。内地关于心衰发病率的研究尚缺少报道。

3.1.3 患病率

代表性的研究是中国心血管健康多中心合作研究项目,其于 2000 年进行,2003 年发表了调查报告。该研究挑选了我国 10 个省市（北方和南方各 5 个）共 20 个城乡调查点（每个省市均包含 1 个农村点和 1 个城市点）,随机抽样调查 15518 人,年龄为 35～74 岁,结果显示我国心衰患病率为 0.9%,女性患病率高于男性,并且随着年龄增高,心衰患病率显著上升。据此估测当时我国心衰患者约有 400 万例。该调查也发现我国心衰患病率具有显著的地域差异,北方患病率高于南方,城市患病率高于农,这种地域差异与我国冠心病、高血压等主要的心衰上游疾病的地区分布一致。

发达国家成年人心衰患病率为 1%～2%,美国估计有 510 万例具有临床表现的心衰患者,而且心衰患病率还在不断升高。可以看出我国心衰患病率与欧美相差不大,考虑到我国庞大的人口基数和高血压、糖尿病、冠心病等患病率不断增加的因素,可以预见未来一段时间内我国的心衰疾病负担将会越来越重。

3.1.4 病死率

临床上或文献中经常提及的"心衰数年死亡率"或"心衰住院期间死亡率",准确来讲应该是"病死率"。上海地区对 1980、1990、2000 年 3 个年度共 2178 例住院心衰患者的调查发现,心衰住院病死率分别为 13.8%、11.5% 和 6.0%,呈下降趋势,3 个年度的死亡原因均以心衰进行性恶化最多见,3 年合计占 53.2%,其次为由感染、心律失常等并发症引起的死亡,占 38.2%,猝死占 8.6%。中华医学会心血管病学分会对 1980、1990、2000 年国内 42 家医院 10714 例住院心衰患者的调查显示 3 个年度心衰患

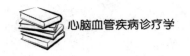

者住院期间病死率分别为 15.4%、12.3% 和 6.2%，呈递减趋势，但均高于同期心血管病患者的总病死率。该调查也发现心衰患者死亡的原因依次为泵衰竭、心律失常、猝死以及其他原因。解放军总医院分析了 1993 至 1997 年、1998 至 2002 年和 2003 至 2007 年 3 个时间段共 7319 例住院心衰患者，发现 3 个时间段心衰患者住院 30d 病死率依次为 7.0%、4.5% 和 5.1%。这些资料均提示我国住院心衰患者住院期间病死率呈显著下降趋势。近年一些单中心研究则报道了心衰患者出院后的远期转归。北京协和医院观察了 2007 至 2009 年 187 例住院心衰患者，中位随访 18 个月，发现患者全因病死率为 19%，生存分析显示患者 1、2、3 年生存率分别为 86%、78%、68%。复旦大学附属中山医院对 2009 至 2010 年住院的 164 例心衰患者中位随访 2.4 年，发现患者全因病死率为 21%。

近来我国开展的几项较大规模的心衰注册研究提供了我国目前心衰患者住院期间病死率等的资料。复旦大学附属中山医院牵头进行的中国住院患者心衰注册研究 2013 年入选全国 19 个城市共 34 家医院的 3740 例住院心衰患者，结果显示心衰住院期间病死率降至 0.5%。中国医学科学院阜外心血管病医院牵头进行的中国心衰患者注册登记研究对 2012 至 2014 年 88 家医院 8516 例心衰患者的分析显示住院心衰患者病死率为 5.3%。2 项注册研究结果存在差异的原因有待进一步分析，推测可能与入选医院的等级、医院所处的地区等因素有关。

3.1.5　病因

近几十年来，我国的经济水平、社会自然环境、人民生活水平、医疗卫生条件等发生了显著变化，与之伴随的是心血管疾病谱的改变，也使我国的心衰病因谱发生了巨大变化，并越来越接近西方国家的数据。上海 1980、1990、2000 年 3 个年度的调查显示，风湿性心瓣膜病引起的心衰在 1980 年为 46.8%，占病因的首位，在 2000 年为 8.9%，呈显著下降趋势，而冠心病引起的心衰在 1980 年为 31.1%，在 2000 年为 55.7%，呈逐渐上升趋势，并取代风湿性心瓣膜病成为心衰最主要的病因。同年公布的全国 42 家医院 1980、1990、2000 年 3 个年度的调查印证了这一心衰病因谱的改变，即风湿性心瓣膜病所占比例明显下降，冠心病、高血压逐渐升高。至 2000 年，冠心病导致的心衰达到 45.6%，居各病因之首，风湿性心瓣膜病占 18.6%，高血压病占 12.9%，扩张型心肌病占 7.6%，先天性心血管病为 3.2%，其他心血管病占 7.2%。综合之后陆续开展的一些研究，目前我国心衰的病因以冠心病、高血压病、风湿性心瓣膜病为主，此外，扩张型心肌病、肺心病也不容忽视。需注意的是，某些地区可能因为独特的地理环境和气候条件而出现特殊的病因谱,如地处高原的青海省基层医院就诊的心衰患者首要病因是高原性心脏病,其次是冠心病和风湿性心瓣膜病。

近期的注册研究 CN‐HF 显示住院心衰患者最常见的基础疾病依次为高血压病、冠心病、糖尿病、心脏瓣膜病、心肌病,而 China‐HF 研究发现 54.6% 心衰患者合并高血压,49.4% 合并冠心病,29.1% 合并心房颤动,21.7% 合并糖尿病,19.9% 合并扩张型心肌病,17.6% 合并瓣膜性心脏病。近年的几项研究也显示住院心衰患者中扩张型心肌病的比例较以往明显升高,这可能与诊断水平提高、检出率增加有关,也可能与扩张型心肌病患者易符合心脏再同步治疗和(或)植入型心脏复律除颤装置治疗适应证而有较多入院机会有关(尤其是三级医院)。

3.1.6 预后影响因素

一般而言,心衰预后终点事件的定义不同,预后的影响因素也会不同,不同国家、地区、种族间的研究结果也往往存在差异。北京协和医院的研究显示能够独立预测心衰患者出院后全因死亡的因素包括增龄、纽约心功能分级加重、慢性肾脏病分期加重、出院时未处方口服 β 受体阻滞剂和他汀类药物,若将预后终点改为全因死亡或首次因心血管病再入院的复合终点,则其独立预测因素为 LVEF≤35%、纽约心功能分级加重、缺血性心肌病、出院时未处方口服血管紧张素转化酶抑制剂/血管紧张素受体阻断剂和他汀类药物,以及非窦性心律。复旦大学附属中山医院则发现年龄、LVEF、出院时纽约心功能分级以及血白蛋白水平能够独立预测住院心衰患者出院后的全因死亡。

3.1.7 HFpEF 的流行病学

HFpEF 是近年来逐渐受到重视的心衰类型,国外研究显示普通人群中 HFpEF 的患病率约为 1.1%~1.5%,约占全部心衰患者的 50%。我国关于 HFpEF 的流行病学研究尚少。香港 1999 年发表的 1 项对 200 例住院心衰患者分析的研究发现 LVEF > 45% 者达到 66%。北京医院对 2003 年至 2009 年住院的 310 例心衰患者分析显示 HFpEF 患者占 54.5%。该 2 项研究也发现患者更倾向老年、女性、常具有冠心病、高血压、糖尿病等合并症的特点,与国外报道的 HFpEF 特点相符。China‐HF 研究发现 LVEF≥50% 的住院心衰患者占 42%。北京医院对 HFpEF 患者平均随访 33.5 个月发现 HFpEF 患者病死率为 33.1%,略低于 HFrEF 患者,提示 HFpEF 的预后值得关注。

综上所述,心衰在我国有着较高发病率和患病率,并呈不断增长的趋势,心衰的疾

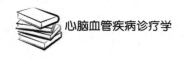

病负担将会越来越重,冠心病、高血压病等成为当前心衰的主要病因,虽然住院心衰患者的院内病死率显著下降,但出院后的长期预后仍然很差。这些流行病学特点一方面显示了心衰已成为严重影响我国居民健康的重要疾病,另一方面为心衰的预防和治疗提供了重要思路,如将心衰防控的关口前移,重视心血管危险因素和上游心血管疾病的防治等。

3.2　老年心力衰竭

心力衰竭是由于心室功能不全引起的一种临床综合症,通常,这种损害源于收缩功能不全。所以心力衰竭多以心输出量降低为主。在这种情况下,心室射血量降低主要临床表现为一个大的,扩张的心脏和降低的射血分数,较为少见的是舒张功能不全。其心室充盈不足源于室壁顺应性降低、但多数不扩大。心力衰竭这个词是指心脏活动的突然及完全的终止。然而,在实际上心脏活动并未突然停止。心脏衰竭是缓慢发生常超过数年,即是心脏不能有效地工作。

人则丧失更多。而且由心脏病发作或其他疾病可损害心脏。病情的严重性决定其对病人生活的影响。一方面,轻度心衰可能影响很小,反之严重的心衰会干扰病人日常的活动并可能是致命的。在这两者之间的病人,治疗常有助其获得生活质量的改善。然而,多种状态的心力衰竭,即便是最轻的一种也是严重的健康问题,而必须予以治疗。

3.2.1　症状体征

3.2.1.1　左心衰竭

(1)症状

①呼吸困难:是左心衰竭较早出现的主要症状,劳力性呼吸困难最常见发生在重体力活动时,休息时可自行缓解。夜间阵发性呼吸困难常在夜间发作。病人突然醒来,感到严重的窒息感和恐怖感,并迅速坐起,需30min或更长时间后方缓解,通常伴有两肺哮啼音,神经张力增高,肺小支气管痉挛及卧位时隔肌抬高,肺活量减少等因素有关。卧位时很快出现呼吸困难,常在卧位1~2min出现,须把枕头抬高,卧位时回心血量增加,左心衰竭使作室舒张末期压力增高,从而肺静脉和肺毛细血管压进一步升高,引起间质性肺水肿,降低肺顺应性,增加呼吸阻力而加重呼吸困难,急性肺水肿是

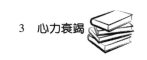

心源性哮喘的进一步发展。

②咳嗽、咳痰和咯血:咳嗽是较早发生的症状,常发生在夜间,坐位或立位时咳嗽可减轻或停止。痰通常为浆液性,呈白色泡沫状,有时痰内带血丝,如肺毛细血管压很高,或有肺水肿时,血浆外渗进入肺泡,可有粉红色泡沫样痰。

③体力下降、乏力和虚弱:它们是几乎所有心衰患者都有的症状,最常见原因是肺瘀血后发生呼吸困难,以及运动后心排血量不能正常增加,心排血量降低导致组织器官灌注不足有关。老年人可出现意识模糊、记忆力减退、焦虑、失眠、幻觉等精神症状,动脉压一般正常,但脉压减少。

④泌尿系统症状:左心衰竭血流再分配时,早期出现夜尿增多。严重左心衰竭时心排血量重度下降。肾血流减少而出现少尿,或血尿素氮、肌酐升高并有肾功不全的相应表现。

(2)特征

①一般特征:活动后呼吸困难,重症出现发绀、黄疸、颧部潮红、脉压减少、动脉收缩压下降、脉快。外周血管收缩,表现为四肢末梢苍白、发冷及指趾皮肤发皱、窦性心东过速、心律失常等交感神经系统活性增高伴随征象。

②心脏特征:一般以左心室增大为主。在急性病变,如急性心肌梗死、突发的心动过速、瓣膜或腱索断裂时还未及心脏扩大已发生衰竭,可闻及舒张早期奔马律(S3 奔马律),P2 亢进,心尖部可闻及收缩期杂音,交替脉最常见于高血压、主动脉瓣膜狭窄、动脉粥样硬化及扩张型心肌病。

③肺部特征:肺底湿性啰音是左心衰竭时肺部的特征。阵发性呼吸困难者,两肺部有关较多湿啰音、并可闻及哮鸣音及干性啰音。发生肺水肿时,双肺布满湿啰音及哮鸣音。

3.2.1.2 右心衰竭

(1)症状

①胃肠道症状:长期胃肠道瘀血,可引起食欲不振,腹胀、恶心、呕吐、便秘及上腹隐痛症状。

②肾脏症状:肾脏瘀血引起肾功能减退,白天尿少、夜尿增多。可有少量蛋白尿、少数透明或颗粒管型和红细胞。血尿素氮可升高。

③炎区症状:肝脏瘀血重大,炎包膜被扩张,左上腹饱胀不适,炎区疼痛,重者可发生剧痛而误诊为急腹症等疾病。长期炎瘀血的慢性心力衰竭,可发生心源性肝硬化。

④呼吸困难:单纯右心衰竭时通常不存在肺瘀血,气喘没有左心衰竭明显。在左

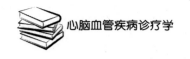

心衰竭基础上或二尖瓣狭窄发生右心衰竭时,因肺瘀血减轻之故呼吸困难较左心衰竭时减轻。但开始即为右心衰竭有不同程度的呼吸困难。

(2)特征

①脏体征:因右心衰竭多由左心衰竭引起,故右心衰竭时心脏增大较单纯左心衰竭时明显,呈全心扩大。单纯右心衰竭患者,可有右心室和(或)右心房肥大。当右心室肥厚显著时,可有胸骨下部左缘有收缩期强而有力的搏动。剑突下常可见明显搏动,亦为右室增大的表现,可闻及右室舒张期奔马律。右心室显著扩大引起相对性三尖瓣关闭不全,在三尖瓣听诊区可闻其收缩期吹风样杂音,若有相对性三尖瓣狭窄时可在三尖瓣听诊区听到舒张早期杂音。

②肝颈静脉反流征:轻度心力衰竭病人休息时颈静脉压可以正常,但按右压右上腹时上升至异常水称肝颈静脉反流征。颈外静脉充盈较肝大或皮下水肿出现早,故为右心衰竭的早期征象,有助于与其他原因引起的肝脏重大相区别。

③瘀血性肝大和压痛:常发生在皮水肿出现之前,是右心衰竭最重要和焦躁出现的特征之一。右心衰竭在短时间内迅速加重,肝脏极具增大,肝包膜迅速被牵张,疼痛明显,并出黄疸转氨酶升高。长期慢性右心衰竭患者易发生心源性肝硬化,肝脏质地较硬,压痛不明显。

④水肿:发生于颈静脉充盈及肝脏重肿大之后。是右心衰竭的定型特征,首先出现在足、踝、胫骨前较明显,向上延及全身,发展缓慢,早期白天出现水肿,睡前水肿程度最重,睡后消失,晚期可出现全身性、对称性凸性水肿,当伴有营养不良或钢肝功能损害、血浆白蛋白过低时,出现颜面水肿,常预示预后不良。

⑤胸腔积液和腹水:主要与特静脉和肺静脉压同时升高及胸腹膜毛细血管通透性增加有关。一般以双侧胸腔极液多见,常以右侧胸水量较多,如为单侧,多见于右侧。腹水多发生在病程晚期,多与心源性肝硬化有关。

⑥其他:发绀多为周期性,或呈混合性,即中心性与周围性发绀并存,严重而持续的右心衰竭可有心包积液、脉压降低或奇脉等。

3.2.1.3 全心衰竭

全心衰竭多见于心脏病晚期病情危重。同时具有左、右心衰竭的临床表现。

(1)症状特点

①症状缓和:老年人由常由于精神状态消极,或伴有运动障碍性疾病(偏瘫、关节病)以及视力减退等原因,使日常生活的活动量减少,可以不出现劳力性呼吸困难,甚至中度心衰也可完全无症状,但遇到诱因则可发生重度急性作心衰危及生命。老年心

衰因肺血管代偿性变化(肺静脉溶剂及压力缓慢增加)可以不产生端坐呼吸及夜间阵发性呼吸困难。重症肺水肿也少见。因此,老年心衰常表现为慢性干咳、疲乏、虚弱、不愿意行走等症状。疲乏可能是毛细血管基础膜增厚、通透性降低、功能性毛细血管数目减少引起肌肉疲劳所致。

②神经精神症状常见:老年心衰因有明显的低心输出量和低氧学血症,使脑组织供血和供氧减少,从而导致注意力减退、淡漠、焦虑、失眠、昏睡、精神错乱等症状。精神错乱可以是老年心衰的主要表现,容易漏诊、高龄患者心衰确诊率不足半数,可能与此有关。

③消化道症状多见:由老年心衰因肝及胃肠瘀血所致的腹痛、恶心及呕吐等消化道症状比中青年患者多见。

④肾功能不全较常见:由于低心输出量和利尿治疗,使肾脏供血减少,表现为尿量减少和肾前性氮质血症(BUN 升高)。在老年心衰中,其患病率可高达65%。

⑤粉红色泡沫痰少见:老年重症肺水肿可有满肺湿罗音,常伴有神志障碍,但粉红色泡沫痰少见。如有血痰、呼吸困难及右心衰表现时,要考虑肺梗塞的可能。

⑥水电解质及酸碱失衡较常见:由于水、电解质及酸碱平衡等调节能力随增龄而明显高于老年心衰患者发生低钾血症,低镁血症、低钠血症、低氯性碱中毒、代谢性酸中毒等明显高于中青年患者。这些因素常使心衰变为难治性,各种治疗措施难以见效,因此必须及时识别预处理。

⑦阵发性呼吸困难:夜间阵发性呼吸困难常常是左心衰早期具有特征性症状,但老年左心衰可表现为白天阵发性呼吸困难,尤其是餐后或体力活动后其意义与夜间阵发性呼吸困难相同。老年人夜间阵发性呼吸困难需要排除慢性支气管验伴痰阻塞气道和重症睡眠~呼吸暂停综合症。痰液阻塞所引起的呼吸困难,在坐起后并不能马上缓解,但咳出痰液后症状可立即减轻。老年人急性心肌缺血多无症状,常以短期内反复发作阵发性呼吸困难作为首发表现,遇到此情况应做心电图明确诊断。

⑧味觉异常:心衰发作或加重时,部分老年患者常感觉口腔内有一种令人讨厌的味道,因而使病人精神苦恼,食欲丧失及不断饮水。这种未决异常可随心衰的控制而消失。

⑨大汗淋漓:心衰发作时,有些老年患者仅表现为不寻常的大汗淋漓,尤其是面颈部大汗,往往是心衰发作的象征。

(2)体征特点

①发绀明显:老年心衰患者嘴唇和指甲发绀一般较中青年患者明显。

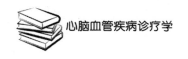

②潮式呼吸多见:老年心衰患者由于低氧血症和循环时间延长,导致呼吸中枢缺氧、表现为潮式呼吸,常见于伴有脑血管病患者。

③呼吸增快:老年人呼吸 >25/min,如无其他原因解释应考虑心衰的可能。

④心律不快:一部分老年心衰患者由于窦房结及传导组织退行形变、病态窦房结综合症或房室传导阻滞等原因,即便发生心衰,心律也不快,甚至心动过缓。

⑤体循环瘀血体征轻:老年人静脉压较中青年人低,故老年心衰静脉压升高的程度不如中青年患者明显,体循环瘀血体征相对轻。但是老年人颈静脉怒张随着常见于心衰,但也见于肺气肿、纵隔肿瘤或因伸长扭曲的主动脉压迫所致。如深吸气时颈静脉怒张消失,提示主动脉压迫所致。

⑥湿性啰音和水肿常见,但不一定都是心衰所致:湿性啰音和脚肿在老年人中特别常见,不仅见于非心衰性疾病,而且也见于健康老年人,应结合其他表现综合判断。如湿啰音伴有心律增快,奔马律,则应视为心衰的表现,而且在利尿后啰音减少或消失。老年体弱患者应因为长期卧床,心性水肿可首先见于面部而非下肢。若出现下肢非对称性水肿,应注意慢性静脉功能不全。

⑦胸腔积液:老年慢性心衰患者可发生不同程度的胸腔积液,这与体静脉压升高和低蛋白血症有关一般以双侧多见,右侧次之,左侧较少见。漏出液多见也可出现渗出液,这可能是漏出液被部分吸收,使现存的液体相对浓缩所致,心性胸腔积液可发生于典型心衰症状之前,容易误诊。

3.2.2 疾病病因

3.2.2.1 病因相同而构成比不同

在临床上,能够导致中青年心衰的病因,也可引起老年人心衰,如冠心病、心肌病、高心病、肺心病、休克和严重贫血等。但病因构成比不同。老年心衰以冠心病、高心病和肺心病多见。

3.2.2.2 老年特有的心脏病

老年退行性心瓣膜病、老年传导束退化症及老年心脏淀粉样变等老年特有心脏病患者率及其心肌损害程度随增龄而增加,这是老年心衰不可忽视的病因。

3.2.2.3 多种病因同时存在

老年心衰可以是二种或二种以上心脏病共同作用的结果。其中一种是引起心衰的主要原因,另一种则协同并加重心衰的研究程度,使病情复杂化,在老年心衰中,二种或二种以上心脏病并存的患病率可高达65%,以冠心病伴肺心病、高心病伴关心病

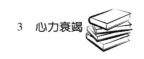

常见。

3.2.2.4 诱因相同,但程度有异

老年心衰的诱因与中青年患者并无不同,常以感染(尤其是呼吸道感染)和急性心肌缺血多见,其次是快速心律失常(快速房颤、阵发性室上性心动过速)再次为抑制心肌药物、输血、输液、劳累、激动、高血压、肾衰及肺栓塞等。但是在诱因程度上有差异,由于老年人心脏储备功能差和心脏病相对较重,对于中青年患者无关紧要的负荷就可诱发老年患者的心衰,因此,诱因对老年心衰的影响比中青年患者更重要。此外,肺栓塞诱发心衰在老年人中相对常见。

3.2.3 病理生理

3.2.3.1 病理生理改变

前负荷主要受到静脉回心血量和室壁顺应性的影响,它是影响和调节心脏功能的第一个重要因素。一般用左心室舒张末期压作为前负荷的指标。前负荷增加反映舒张末期容量增多,心室做增加。心室舒张末期溶剂的增加,意味着心室的扩张,舒张末压力也许增加,相应地心房压和静脉压也随之升高。待后者达到一定高度时即出现肺的瘀阻性充血或腔静脉系统充血,肺消毛系血管压异常升高与左室舒张压升高有关心力衰竭在静息时也发生呼吸困难,当左室功能低至心排出量不能满足静息时周围组织的需要或舒张末期压肺毛系血管升高时即产生肺水肿。

3.2.3.2 心肌重塑(心室重塑)

虽然心衰没有单一的发病机制的理论,然而从20世纪90年代以后,已逐渐明确心肌重塑是心衰发生、发展的分子细胞学基础。心肌重塑的特征是:心肌细胞肥大、心肌细胞凋亡和心肌细胞外基质的变化。病理性心肌细胞肥大的分子生物学特征就是胚胎基因再表达,包括与收缩功能有关的水所蛋白和钙调节的基因的改变。这种胚胎表型的心肌不仅收缩功能地下,且生存时间缩短,从而促进心衰的发展例如:对心脏病患者超负荷心房肌肌球蛋白重链 mRNA 的表达研究表明,αMHC 下降,而胚胎表型的βMHC 上升。应用乳鼠培养心肌细胞的研究表明,内皮素、血管紧张素Ⅱ受体拮抗剂 sarolysin 则可出现上述变化。风湿性心脏病心衰混着左室心肌的研究表明,心肌肌球蛋白轻链1、2 相对含有较正常对照组显著下降,尤以 VMLC2 含量下降更为显著;VM-LC1、VMLC 无 2 组成比例发生了明显的改变;VMLC1、2 相对很含量的变化与心排血量、心脏指数、左心做功、左心做功指数、每搏量、每搏指数等心功能指标密切相关。

提示 VMLC2 种亚型含量下降和比值的改变参与了心衰的发生发展,近年来,心肌

101

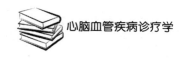

细胞凋亡的心肌重塑中的作用越来受到重视,很可能是使心衰从代偿向失代偿转折的关键因素。心肌细胞凋亡或坏死与调节收缩功能有关的病理性心肌细胞肥大胚胎基因再表达的改变,是产生进行性心衰的两个基本过程。研究表明:血管紧张素Ⅱ(AngⅡ)可有道培养乳鼠心肌细胞凋亡。具有与AngⅡ生理作为相拮抗的Ang(1~7)能抑制AngⅡ有道的心肌细胞肥大,其作为受体不是AT1或AT2,而是通过一种特殊的受体介导。结扎冠状动脉大鼠心衰模型,自发性高血压大鼠心衰后,心肌细胞凋亡均增加,而血管紧张素转换酶制剂可改善之。观察冠状动脉结扎大鼠心衰不同时期心室组织中细胞增殖和凋亡相关蛋白表达改变的研究。提示HCY2、hbLIM、HRG1、p21、p27、p57基因均参与作用。冠状动脉结扎大鼠心衰模型,左室心肌细胞凋亡率显著高于对照组,肌质网钙泵活性显著降低。卡维地洛可以剂量依赖地降低心肌细胞凋亡率,使SERCA2a活性增加。通过动心衰患者的观察,表明患者血清中细胞点亡受体阻滞剂比索洛尔治疗后,血清Fas/Apo 1水平有下降趋势。心衰时,心肌细胞外基质的变化可表现为纤维胶原的过度沉积或不适当的降解。

研究提示,AngⅡ可促进培养乳鼠成纤维细胞增殖,应用腹主动脉结扎的大鼠压力负荷心衰模型表明,大鼠心肌解偶连蛋白2(UCP2)表达增加。可能参与了心肌纤维化的发生与发展。临床研究表明,扩张型心肌病患者心肌活检标本,Ⅰ、Ⅱ型胶原显著增多。有灶性或融合成片的纤维替代区,而风心病换瓣手术取材心肌则修补性疤痕少见。衰竭心肌能量耗竭,伴能量代谢障碍亦是心衰的特征,心衰患者的心肌活检标本显示,心肌细胞线粒体膜磷脂定位呈现不同程度的脱失性改变,脱失程度愈重,心功能愈差,生存率亦愈低。

上述一系列复杂的分子和细胞机制导致的心肌结构,功能和表型的变化中,心肌肥厚为主要的代偿机制。心肌肥厚心肌收缩应力增强,克服后负荷阻力,使心排血量在相当长时间内维持正常,患者无心力衰竭症状,但并这并不意味着心功能正常。心肌肥厚者,心肌顺应性下降,舒张功能降低,心室舒张末压升高,客观上已存在心功能障碍。

3.2.3.3 神经内分泌改变

当心脏排血量不足肌体有多种内源性的神经内分泌和细胞因子的激活机制来进行代偿。

（1）交感神经兴奋性增强

心力衰竭发生时,全身交感-肾上腺素系统激活,副价感神经活性受抑制,去钾肾上腺素(NE)水平增高,作用于心肌β_1受体。增强心肌收缩力使心排血量增加,以维持动脉压和保证重要脏器的血流灌注,它是早期有效代偿机制。但与此同时外周血管收缩,增加心脏后负荷,心律加快均使心肌耗氧量增加。

(2)肾素－血管紧张素系统(RAS)激活

由于心排血液量降低,肾血流量随之减低,RAS 被激活,其有利的一面是增强心肌收罗力,周围血管收缩维持血压,调节血液的再分配,保证心、脑等重要脏器的血液供应。同时促进醛固酮(ALD)分泌、使水、钠潴留用,增加总体液量及心脏前负荷,对心力衰竭起到代偿作用。

研究表明,除肾上腺素、血管紧张素外,醛固酮、内皮素肿瘤坏死因子、心房钠尿肽、β 内啡肽、NO、5－羟色胺、神经肽 Y 无、白介素、细胞间黏附分子和肾上腺髓质素均有升高,且与心衰严重程度相关。神经分泌细胞因子系统的长期、慢性激活促进心肌重塑,加重心肌损伤和心功能恶化,后者又进一步激活神经内分泌细胞因子,如此形成恶性循环。

3.2.3.4 舒张性心力衰竭

舒张性心力衰竭是由于舒张期心室的主动松弛的能力受损和心室顺应性降低导致心室在舒张期的充盈障碍,因而心搏降低,左室舒张末压增高而发生心力衰竭。而代表收缩功能的射血分数正常。约占整个心力衰竭患者的 1/3。左室松弛性障碍主要受控于心肌肌质网 Ca2＋摄取能力的减弱及心肌细胞内游离 Ca^{2+} 的水平降低缓慢。因为这两种过程均为耗能过程,缺血引起 ATP 耗竭、能量供应不足时,主动舒张功能即受影响。如冠心病伴有明显心肌缺血时,在出现收缩功能障碍前即可出现舒张功能不全。心室肌的顺应性减退及充盈障碍,主要见于心肌肥厚如高血压及肥厚型心肌病,它明明显影响心室充盈压,当左室舒张末压过高时,出现肺循环高压和肺瘀血的表现,即舒张性心力衰竭,此时心肌收缩功能尚保持正常。

心力衰竭发展中的各种因素是互相关联、互为因果的,血流动力学异常可激活神经内分泌系统加重心肌损害。神经内分泌系统的持续激活可直接损害心肌和加剧血流动力学异常。而心肌损害、左室进行性扩大和衰竭的结果又导致血流动力学紊乱的加重和神经内分泌系统的激活。

3.2.3.5 老年性的病理生理特点

(1)心输出量明显降低

增龄所致的心脏推行性改变,可使心输出量减少,30 岁后每增长 1 岁,心输出量减少 1%,即使无心衰的老年人心输出量较中青年人减少,因而老年人轻度心衰就有

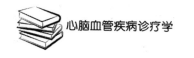

心输出量明显减少,重度心衰则极度减少。

（2）较易发生低氧血症

老年心衰时由于增龄性呼吸功能减退、低心输出、肺瘀血、肺学及换气分布异常等圆容易出现低氧血症即使轻度心衰也可有明显的低氧血症。

（3）对负荷的心律反应低下

老年人因窦房结等传导组织的推行性形变,患心衰时心律可以不增快即使在运动和发热等负荷情况下,心律增快也不明显。这与中青年心不同。

3.2.4 诊断检查

3.2.4.1 实验室检查

常规化验坚持有助于心力衰竭的诱因、诊断与鉴别诊断提供依据,指导治疗。

血常规:贫血为心力衰竭加重因素,WBC 增加及核左移提示感染,为心力衰竭常见诱因。

尿常规及肾功能:有助于与肾脏疾病所致的呼吸困难和肾病性水肿的鉴别。

水电解质紊乱及酸碱平衡的检测:低钾、低钠血症及代谢酸中毒等是难治性心力衰竭的诱因。

肝功能:有助于与门脉性肝硬化所致的非信源性水肿的鉴别。

3.2.4.2 心电图检查

心力衰竭本身无特异性心电图变化,但有助于心脏基本病变的诊断,如提示心房、心室肥大、心肌劳损、心肌缺血,从而有助于各类心脏病的诊断,确定心肌梗死的部位,对心律失常作出正确诊断,为治疗提供依据。心房重波电势是反映左心功能减退的指标,若 ptfV1 < -0.03mm/s,提示左房负荷过重,或有早期左心衰竭。

3.2.4.3 超声心动图

采用 M 型、二维或彩色超声技术测定左室收缩功能和舒张功能及心脏结构,并推算出左室容量及心搏量和射血分数。

3.2.4.4 X 线检查

左心衰竭线表现为心脏扩大,心影增大的程度取决于原发的心血管疾病,并根据房室增大的特别,可作为诊断左心衰竭原发疾病的辅助依据。肺瘀血的程度可判断左心衰竭的严重程度。左心衰竭线显示肺静脉扩张、肺门阴影扩大且模糊、肺野模糊、肺纹理增强、两肺上野静脉扩张,而肺下野静脉收缩,呈血液再分配现象,当肺静脉压 >

25～30mmHg(3.3～4kPa)时产生间质性肺水肿,显示 KerleyB 线肺门影增大,可呈蝴蝶状,严重者可见胸腔积液,右心衰竭继发于左心衰竭者,X 线显示心脏向两侧扩大,单纯右心衰竭,可见右房及右室扩大,肺野清晰。

3.2.4.5 心脏核素检查

心血池核素扫描为评价左、右室整体收缩功能以及心肌灌注情况提供了简单方法。利用核素技术可以评价右室舒张充盈早期相,但进一步了解左室舒张功能异常十分困难,显象技术可用于不能行心脏超声检查者,静息状态运动及运动后的心肌灌注显象可以用来评价缺血存在与否及其严重程度。其不利的是在评价瓣膜功能、心室溶剂的侧点重复性一般,而且病人接受射线的辐射,这些因素限制了核素显象在临床的应用。

3.2.4.6 心功能分级

(1)美国纽约心脏学会分级

一般将心功能分为 4 级,心力衰竭分为 3 度:

Ⅰ级:体力活动不受限,日常活动不引起过度的乏力、呼吸困难或心悸。即心功能代偿。

Ⅱ级:体力活动轻度受限,休息时无症状,日常活动即可引起乏力、心悸、呼吸困难或心绞痛。亦称Ⅰ度或轻度心力衰竭。

Ⅲ级:体力活动明显受限,休息时无症状,轻于失常的活动即可引起上述症状。亦称Ⅱ度或中度心力衰竭。

Ⅳ级:不能从事任何体力活动,休息时亦有充血性心力衰竭症状,任何体力活动后加重。亦称Ⅲ度或重度心力衰竭。

(2)美国心脏学院和美国心脏学会分期

A 期:患者有发生心衰的高度危险,但无器质性心脏病。

B 期:患者有器质性心脏病,但未发生过心衰症状。

C 期:患者过去或目前有心衰症状,且有器质性心脏病。

D 期:为终末期患者,需要如机械辅助循环、持续静脉滴注正性肌力药物、心脏移植或临终关怀等特殊治疗。

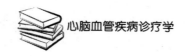

3.2.5 治疗方案

3.2.5.1 收缩性心衰

（1）病因治疗

高血压既是心衰的病因又是心衰的诱因，是导致慢性心力衰竭最常见的。至今仍未被控制的主要危险因素。由于老年人常有心脑肾等动脉粥样硬化，需要较高的灌注压才能提供适当的血液供应，因而老年心衰降压治疗的血压指标应是否高于中青年人目前仍然有争议，但肯定的是在患者能人忍耐的情况下，尽可能降至 140/90mmHg 以下。肺心病心衰重点是抗感染和改善通气换气功能，而洋地黄作用有限。心室率缓慢的心衰主要是提高心律，药物疗效不佳应安装起搏器。中青年患者有时可通过手术等措施根治或改善基础疾病（如风心病、冠心病），使心衰得到彻底控制，而老年患者往往不能做到这一点。但是去除诱因对控制老年心衰仍重要作用，不能忽视。

（2）一般治疗

①充分休息：老年心衰的急性期必须禁止行走，可以卧床休息，坐椅但应鼓励在床上活动，以免发生褥疮和形成静脉血栓。心衰控制（水肿小时、体重维持恒定）后，应逐渐开始活动。起初可上厕所，然后室内活动，最后上楼，每周增加一级，不要在一周内连续增加活动量，以免再次诱发心衰。

②合理饮食：减少热量和脂肪摄入，增加水果和蔬菜。与中青年患者相比，老年人限钠不能太严格，因为老年人肾小管浓缩功能和钠重吸收功能减退，如同时使用利尿剂，限钠可诱发或加重低钠重血症，故射血分数≥35 老年患者一般不需限钠，尤其伴有低钠血症时。但 EF <0.20 和伴有肾功能不全者则需适当限钠。过分限钠影响食欲，引起失水、低钠血症及醛固酮升高，反而加重水肿。但是，一般食品之外不应再增加钠盐。

③积极吸氧：中青年人的轻中度心衰不一定吸氧，而老年人的轻度心衰可有明显的低氧血症，应积极吸氧，肺心病患者应持续低流量给氧，烦躁的老年患者常需要面罩给氧。

④适当镇静：老年心衰患者如伴有烦躁、定向力障碍等精神症状，应注意安全，床周加栏杆。烦躁不安者可用少量地西泮，避免用巴比妥类（加重走向力障碍）失眠可用水合氯醛或地西泮。急性左心衰应用吗啡 3 ~ 5mg 静脉注射或 3mg 肌肉注射，但对于伴有脑循环障碍或慢性阻塞性肺病者，吗啡可抑制呼吸中枢诱发或加重潮式呼吸，故应禁用，可用哌替啶 50mg 肌内注射或溶于 20ml 液体中静脉注射。

（3）药物治疗

①利尿剂：可减少血容量,减轻周围组织和内脏水肿,减轻心脏前负荷,减轻肺瘀血。利尿后大量排 Na^+,使血管壁张力降低,减轻心脏后负荷,增加心排血量而改善左室功能。常用利尿剂不仅消除继发于心衰的各种表现,而且通过说笑扩大的心脏来增加心脏工作的效率。呋塞米(呋喃苯胺酸)在利尿效果出现之前具有扩销静脉作用,可降低前负荷,由于老年人体液总量和体钾比中青年人少,过急过猛的利尿易引起失水及电解质紊乱。因此,剂量选择口服利尿剂,而且用量比中青年人要小(半量开始),给药时间应放在午前,溢以免夜间频繁排尿影响睡眠。氢氯噻嗪 12.5～25mg,1～2/d,对肌酐清除率(Ccr<30ml/min 者无效,故此药仅用于无明显肾损害的轻、中度水肿。如合并肾衰,祥利尿剂呋塞米是唯一有效的药物,但 Ccr<20ml/min,需增大剂量才生效。当呋塞米>40～120mg/d 时,加用血管紧张素转换酶抑制剂对抗利尿剂的低钾和神经内分泌激活等不良反应,以提高生存率,老年患者常有肾脏损害。应用保钾利尿剂或(或)补钾,可以出现高钾血症,故最好联合使用排钾与保钾利尿剂。只有急性肺水肿才静脉注射呋塞米,但对排尿困难的老年人易发生尿失、尿禁或尿潴留,必要时置导尿管理、以防止膀胱对钠的吸收。如水肿消退后,体重不再下降,恢复发病前活动量也无心衰表现,可考虑停用利尿剂。持续应用利尿剂可出现排钠的自限现象,大约利尿 3d 后,钠代谢不再呈负平衡可能是利尿后血容量减少和近曲小管加强对钠的重吸收所致,故应间歇用药。有时口服大量呋塞米(可达 200mg)无明显理疗反应这与肠壁水肿影响药物吸收有关,此时应改为静脉给药,几天后肠壁水肿减轻,可恢复口服给药。老年人由于营养不良性低电白血症,胶体渗透压降低,必须并用蛋白制剂才能恢消退水肿。此外,使用利尿剂后,尽管浮肿仍存在,都容易发生血管内失水,故对脑动脉硬化、房颤、重度心衰者应加强抗凝治疗(肠溶阿司匹林 80mg,1/d,噻氯匹啶 0.125～0.25g,1/d)以防血栓形成。

②血管紧张素转换酶抑制剂:是心衰治疗的基石,ACEI 能环缓解慢性充血性心力衰竭症状,降低病人死亡率和改善预后,可预防或延缓临床心力衰竭的发生。ACEI 同时抑制肾素－血管紧张素系统和交感神经系统,兼有扩张小动脉和小静脉作用,抑制醛固酮生成,促进水钠排出和利尿,减轻心脏前后负荷,抑制心脏的 RAS,逆转心室肥厚,防止和延缓心室重构。ACEI 不宜用于严重肾功能不全,双侧肾动脉狭窄及明显主动脉瓣及二尖瓣狭窄等疾病。美国和欧洲的心力衰竭治疗指南认为:全部心力衰竭患者,包括无症状性心力衰竭,除非有禁忌证或不能耐受,均需应用 ACEI 个而且须无限期的终生应用。治疗宜从小剂量开始,逐渐增加至最大耐受量和耙剂量,而不按症状

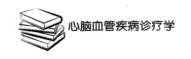

的改善与否及程度调整剂量。注意观察低血压或低灌注,监测肾功能和血钾等。卡托普利 6.25mg,2~3/d,或依那普利 25mg,1/d,然后依临床反应逐步增量,并密切观察血压和心律等变化,Ccr<30ml 应减量使用。此外,硝酸盐由于扩张静脉作用大于扩张动脉,对减轻前负荷和缓解呼吸困难有明显作用,主要用于肺瘀血患者。急性者用硝酸甘油含服或静滴,慢性者用异山梨酯 5~10mg,3/d。

③硝酸酯类:主要直接作用血管平滑肌,扩张外周静脉、肺小动脉冠状动脉,对外周小动脉的扩张较弱,可减少回心血量,使肺循环阻力、肺毛细血管楔嵌压、左室舒张末压下进,使肺瘀血和肺水肿减轻。适用于急性左心衰竭和肺水肿、严重难治性心力衰竭及二尖瓣狭窄和(或)关闭不全伴肺循环阻力增高和肺瘀血者。硝酸甘油静脉用药时要从小剂量开始,逐渐增量,欲停药时逐渐减量,以免发生"反跳"。初始剂量 10μg/min。二硝酸异山梨醇酯针剂半衰期为 20~30min,静滴后 2h 即达到稳态血药浓度,输液停止后仍提供足够时间的作用,是高效安全的静脉制剂。硝酸酯类制剂应用时注意低血压计反射性心动过速等副作用。长期应用时最主要的是耐药性,间歇用药,每天保留数小时空腹,可减少耐药性的产生。

④其他血管扩张剂:钙拮抗剂对心力衰竭患者病危证实有益,因此不主张应用于收缩性心力衰竭患者,但临床实验证明,长效非洛地平、氨氯地平对收缩性心力衰竭患者是安全的,故可用于冠心病心绞痛伴心力衰竭患者。血管紧张素受体阻滞剂尚无充分资料证明对心衰的疗效,哌唑嗪有较好的急性血流动力学效应,可用于各种心脏病所致的慢性充血性心力衰竭,首次服药从小剂量开始,避免发生突然虚脱,心动过速等"首剂现象",同时极易产生耐药性,应逐渐增加剂量或停药 1 周再继续使用。

⑤正性肌力药物:洋地黄制剂仍然是治疗老年民衰的重要药物。老年人肾小球滤过率降低,使药物清除减少,半衰期延长,易引起洋地黄中毒。因此,洋地黄的剂量比中青年患者小。非急性心衰选用地高辛,肾功能基本正常者,0.25mg/d,3~5/d 后改为 0.125mg/d,肾功能减退,电解质紊乱或教龄者,0.125mg/d,7d 后 0.125mg/d 或隔天。急性肺水肿选毛花苷 C0.2~0.4mg 静注,必要时 3~4h 后重复 0.2mg,或毒毛花苷 k0.125~0.25mg 静注,必要时 2h 后重复 0.125mg。一旦心衰改善即用口服制剂。纠正心衰后,强心甙的维持量究竟用多久尚未统一。一般来说,对发病前心功能处于代偿期此次发病有明确的诱因,于急性期应用后,75% 患者可完全停药,对于伴快速房颤的心衰或无诱因而且心脏明显增大的慢性心衰。宜长期服用维持量。其他情况可在纠正心衰后维持 3~12 个月方停药,但要继续限钠,必要时利尿治疗。老年人比中青年人容易发生洋地黄中毒,其机制主要是肾功能减退,其次是低钾低镁增加心肌对

洋地黄的敏感性,此外,高龄者心肌淀粉样变中的 Asca 额蛋白容易与地高辛结合,使其敏感性增加。老年人房颤常见。在此情况下,洋地黄中毒所致的心律失常和轻度房室传导阻滞无法显露,因而掩盖了中毒表现,值得临床重视。中毒的典型表现(恶心、呕吐及心动过缓等)在老年人不常见而神志恍惚、抑郁、中毒精神病等神经精神症状和男性乳房发育比较常见。老年洋地黄中毒死亡率高(22%),若不停药,发生阵发性房速伴传导阻滞患者几乎 100% 死亡,室性心动过速者死亡率也高达 92% ,一旦中毒,应停用洋地黄,补充钾镁制剂,最好口服,静脉给药应严格掌握指征。对于心律不快甚至心动过缓的老年患者,禁用洋地黄类(安装心脏起搏器后仍可应用),宜选用儿茶酚胺类。相同剂量情况下,多巴酚丁胺的强心作用大于多巴胺,多巴胺的升压作用大于多巴酚丁胺。因此,血压正常者,单用多巴酚丁胺(开始按 5~10μg/kg·min 的速度静滴)或多巴酚丁胺加小剂量多巴胺(开始按 1~5μk/kg·min 的速度静滴);血压偏低于或心源性休克者,用大剂量多巴胺加小剂量多巴酚丁胺。此类药物连续使用,因 β 受体下调而初夏耐受现象,可采用间歇用药来避免。磷酸二酯酶抑制剂(氨力农)对儿茶酚胺类发生耐受现象者有较小的疗效但及药除增强心肌收缩力外,还有较的强扩血管作用,故伴低血压老年患者不宜使用。长期适用非洋地黄类药物可使病死率和室性心律失常增加。故此类药仅用于急性心衰或慢性心衰恶化时做短期辅助治疗。

⑥醛固拮酮抗剂:醛固酮在心肌细胞外基质重塑中起重要作用;而心衰患者长期应用 ACE 抑制剂,常出现"醛固酮逃逸"现象,即血醛固酮水平不能保持稳定而持续的降低。因 ACEI 能抑制醛固酮分泌,醛固拮酮抗剂阻断醛固酮的作用,故两者是一很好联合。1999 年公布的 RALES 实验证明,重度心衰患者在常规治疗基础上,加用螺内酯,最大剂量 25mg/d,平均应用 24 个月,总死亡率降低 29% 。

3.2.5.2 舒张性心衰

舒张性心衰的治疗目标是尽可能改善心室舒张期充盈和降低心室舒张末压。其一般治疗(休息、吸氧)与收受性心衰相同,但药物治疗有相当大的区别。洋地黄和大剂量利尿剂与扩血管剂可使心室充盈进一步减少,一致舒张性心衰加重,形成顽固性心衰。

(1)纠正病因

舒张性心衰多有明确的病因,高心病和冠心病所致者应积极控制血压和改善心肌缺血,缩窄性心包炎者应手术治疗。

(2)维持适当的心率

心率过快过慢都使心输出量减少,应把心率维持在 60~90 次/min。多数舒张性

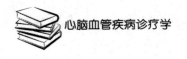

心衰患者伴有心率增加,因而舒张充盈时间缩短,心输出量降低,故应用β受体阻滞剂和钙拮抗剂,使心率维持在允许范围。

(3)改善舒张早期充盈

改善心室舒张早期充盈对舒张性新治疗十分重要,拮抗剂是比较有效的药物。

(4)恢复窦性节律

老年人因心肌肥厚、间质纤维化、淀粉样变及脂肪浸润等变化,使心肌紧张度增加,心室顺应性降低,心室舒张早期充盈比青年人降低50%,但通过心房收缩可使心室晚期充盈增加46%。因此,老年人心室充盈量特点依赖于心房收缩。房颤时,心房失去有效收缩,严重影响心输出量,故对房颤病人应尽可能要药物或电复律恢复窦性节律。对完全性房室传导阻滞者,应安装房室顺序性起搏器,以维持心房功能。

(5)轻肺瘀血

腹瘀血症状明显者可用要剂量静脉扩张剂和作用缓和的利尿剂,以降低前负荷,减轻肺瘀血。但舒张心衰患者常需较高充盈量,才能维持正常心搏量。如前负荷过渡降低心室充盈压下降,心输出量减少,利尿剂和静脉扩张剂的用量以环节呼吸困难为止,切勿过量和久用。

3.2.5.3 混合性心衰

对于收缩与舒张功能障碍的混合性心衰的处理较困难,长期适用洋地黄类可加重舒张功能损害,应用改善舒张功能药物又抑制了心脏收缩功能,故舒张功能障碍已成为老年心衰恶化的重要因素。对此种情况应仔细分析病情,抓住主要矛盾,酌情采取两者坚固的方法进行处理。

3.2.6 预后特点

20世纪50年代老年心衰3年病死率在80%以上,其中大部分2年内死亡。最近资料表明男、女性老年心衰2年病死率分别为37%和38%,6年分别为82%和61%。虽然随着治疗措施的改进,预后有所改善,但老年心衰病死率人比中青年患者高4~8倍,85岁以上男性较75~84岁高3倍,而女性高4倍,高龄者预后最差。抗心衰治疗不会延长慢性严重心衰中患者的生存期,但可提高生存质量。治疗老年心衰的最终目的是改善生存质量而不是延长生存期。

3.2.7 用药安全

3.2.7.1 禁食含钠丰富的食物

用苏打、发酵粉、碱制成的馒头、面包、饼干等。

肉松、香肠、咸鱼、咸菜、火腿、腐乳等腌制品。

各种含钠饮料及调味品如汽水、味精、番茄酱、啤酒等。

挂面、海味、奶油、猪肾、乳酪、松花蛋、香豆干等。

糖果、巧克力、葡萄干、果仁等。

含钠高的蔬菜是有芹菜、青萝卜、油菜、茼蒿菜及瓜茄类。

3.2.7.2 禁食刺激性大、产气多的食物

给予低脂、低盐、低热量、易消化的清淡饮食。

限制钠盐摄入:轻度心衰者,每日可摄取 2~3g 盐。

水分的摄入:轻度心衰患者每日液体摄入量为 1500ml 左右,夏季可稍增加。

吸烟者应戒烟。

少量多餐、不宜过饱:应少量多餐,每天 5~6 餐,避免过饱而引起胃肠过度充盈,增加心脏的负担,诱发心律失常或心绞痛等不良后果。

3.2.7.3 适量供给脂肪

过多的脂肪还会抑制胃酸分泌,影响其消化。肥胖者腹部脂肪过多,横隔上升,压迫心脏使胸部感到闷胀不适,因此肥胖者更应控制脂肪的摄入量。

3.2.7.4 适量摄取蛋白质

心衰严重时,每天宜按体重 0.8 克/千克摄入蛋白质。因为蛋白质食物的特殊动力作用较高,可能增加机体的代谢率,影响心衰的恢复,应不同程度地限制蛋白质的摄取。

3.2.7.5 补充丰富的维生素及矿物质

多食用鲜嫩蔬菜、山楂、梨、香蕉、草莓、橘子等,以补充足够维生素,保护心肌功能。注意补充钾及镁,因慢性心力衰竭,用排钾性利尿剂和洋地黄药物时,会使胃肠淤血,食欲减退。

3.2.7.6 急性期应卧床休息

取半卧位,下肢下垂以减少静脉回流,减轻肺瘀血。随着病情的改善,可做一些适度合理的活动,如四肢关节主动运动、慢步行走等,以防下肢静脉血栓形成、骨骼肌萎缩等负面影响,活动量以不引起心脏不适或气短为指标。

3.2.8 家庭急救

对于出现心衰,心脏随时都可能骤停"熄火"的患者,在拨打急救电话后,家属应

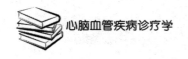

掌握以下方法：

要将病人扶起，背后垫些衣物，使之呈半卧位，这样可减少心肝回心血量，有利于减轻病人肺部的淤血，有助于减轻呼吸困难。

家中如备有氧气，可立即给病人吸入氧气。

可给予小剂量镇静剂，如安定等口服，以减轻焦虑。

可给病人舌下含服一粒硝酸甘油或消心痛以扩张血管，减轻心脏负荷。

对于有病人的家庭来说，最现实的是配备氧气。家中如备有氧气，可立即给病人吸入氧气，就能起到很有效的作用。

另外，需要强调的是，不要慌忙把病人往医院送，也不要随意搬运病人，因为搬运和送医院途中的颠簸，可以增加心脏负担，使心力衰竭进一步加重，易并发或加重肺水肿，甚至会因此而造成病人的死亡。最好等待急救人员到来，在现场进行必要的急救后，再送往医院。

3.3　急性心力衰竭

急性心力衰竭是指急性发作或加重的左心功能异常所致的心肌收缩力降低、心脏负荷加重，造成急性心排血量骤降、肺循环压力升高、周围循环阻力增加，引起肺循环充血而出现急性肺淤血、肺水肿并可伴组织、器官灌注不足和心源性休克的临床综合征，以左心衰竭最为常见。急性心衰可以在原有慢性心衰基础上急性加重或突然起病，发病前患者多数合并有器质性心血管疾病，可表现为收缩性心衰，也可以表现为舒张性心衰。急性心衰常危及生命，必须紧急抢救。

3.3.1　病因

3.3.1.1　急性心肌坏死或损伤

急性冠状动脉综合征。

急性重症心肌炎。

围生期心肌病。

药物所致的心肌损伤与坏死等。

3.3.1.2　急性血流动力学障碍

急性瓣膜反流或原有瓣膜反流加重。

高血压危象。

重度主动脉瓣或二尖瓣狭窄。

主动脉夹层。

心包压塞。

急性舒张性左心衰竭,常见于老年人伴控制不良的高血压患者。

3.3.2 临床表现

3.3.2.1 病史和表现

大多数患者有心脏病病史,冠心病、高血压和老年性退行性心瓣膜病为老年人的主要病因;风湿性心瓣膜病、扩张型心肌病、急性重症心肌炎等常为年轻人的主要病因。

3.3.2.2 诱发因素

常见的诱因有慢性心衰治疗缺乏依从性、心脏容量超负荷、严重感染、严重颅脑损害或剧烈的精神心理紧张与波动、大手术后、肾功能减退,急性心律失常、支气管哮喘发作、肺栓塞、高心排血量综合征、应用负性肌力药物、应用非甾体类抗炎药、心肌缺血、老年急性舒张功能减退、吸毒、酗酒、嗜铬细胞瘤等。

3.3.2.3 早期表现

左心功能降低的早期征兆为心功能正常者出现疲乏、运动耐力明显减低、心率增加 15 ~ 20 次/分,继而出现劳力性呼吸困难、夜间阵发性呼吸困难、高枕睡眠等;检查可见左心室增大、舒张早期或中期奔马律、两肺底部有湿罗音、干啰音和哮鸣音,提示已有左心功能障碍。

3.3.2.4 急性肺水肿

起病急,病情可迅速发展至危重状态。突发的严重呼吸困难、端坐呼吸、喘息不止、烦躁不安并有恐惧感,呼吸频率可达 30 ~ 50 次/分;频繁咳嗽并咯出大量粉红色泡沫样痰;心率快,心尖部常可闻及奔马律;两肺满布湿罗音和哮鸣音。

3.3.2.5 心原性休克

低血压持续 30 分钟以上,收缩压降至 90mmHg 以下,或原有高血压的患者收缩压降低 ≥60mmHg。

组织低灌注状态:

①皮肤湿冷、苍白和发绀伴紫色条纹。

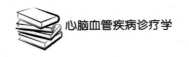

②心动过速 >110 次/分。

③尿量明显减少,甚至无尿。

④意识障碍,常有烦躁不安、激动焦虑、恐惧和濒死感;收缩压低于 70mmHg,可出现抑制症状,逐渐发展至意识模糊甚至昏迷。

血流动力学障碍 PCWP≥18mmHg,心脏排血指数(CI)≤36.7ml/s. m²(≤2.2 L/min. m²)。

代谢性酸中毒和低氧血症。

3.3.3　检查

心电图:常可提示原发疾病。

X 线检查:可显示肺淤血和肺水肿。

超声心动图:可了解心脏的结构和功能、心瓣膜状况、是否存在心包病变、急性心肌梗死的机械并发症、室壁运动失调、左室射血分数。

动脉血气分析:监测动脉氧分压、二氧化碳分压。

实验室检查:血常规和血生化检查,如电解质、肾功能、血糖、白蛋白及高敏 C 反应蛋白。

心衰标志物:诊断心衰的公认的客观指标为 B 型利钠肽和 N 末端 B 型利钠肽原的浓度增高。

心肌坏死标志物:检测心肌受损的特异性和敏感性均较高的标志物是心肌肌钙蛋白 T 或 I。

3.3.4　诊断

根据基础心血管疾病、诱因、临床表现以及各种检查(心电图、胸部 X 线检查、超声心动图),可作出急性心衰的诊断,并做临床评估包括病情的分级、严重程度和预后。

急性左心衰竭是由肺瘀血所致呼吸困难,严重者可出现急性肺水肿和心源性休克。急性左心衰竭病情严重程度分级均以 I 级病情最轻,逐渐加重,IV级为最重。

急性右心衰竭常见病因为右心室梗死和急性大块肺栓塞。根据病史、临床表现如突发的呼吸困难、低血压、颈静脉怒张等症状,结合心电图和超声心动图检查,可以作出诊断。

3.3.5　治疗

一旦确诊,应按规范治疗。初始治疗经面罩或鼻导管吸氧,吗啡、攀利尿剂、强心剂等经静脉给予。病情仍不缓者应根据收缩压和肺淤血状况选择应用血管活性药物,如正性肌力药、血管扩张药和血管收缩药等。病情严重、血压持续降低甚至心源性休克者,应监测血流动力学,并采用 IABP、机械通气支持、血液净化、心室机械辅助装置以及外科手术等各种非药物治疗方法。动态测定 BNP/NT～proBNP 有助于指导急性心衰的治疗,治疗后其水平仍高居不下者,提示预后差,应加强治疗;治疗后其水平降低且降幅 >30%,提示治疗有效,预后好。控制和消除各种诱因,及时矫正基础心血管疾病。

3.3.6 预防

综合性防治心衰的方案包括将专科医生、基层医生、患者及其家人的努力结合在一起,可以显著提高防治的效果和改善患者的预后。

3.3.6.1 一般性随访

每 1～2 个月一次。了解患者基本状况、肺部啰音、水肿程度、心率和节律等药物应用的情况。

3.3.6.2 重点随访

每 3～6 个月一次。增加心电图、生化检查、BNP/NT～proBNP 检测,必要时做胸部 X 线和超声心动图检查。

3.3.6.3 患者教育

让患者了解心衰的基本知识,能识别反映心衰加重的一些临床表现。

掌握调整基本药物的方法:

①水肿再现或加重、尿量减少或体重明显增加 2～3kg,利尿剂应增加剂量。

②清晨静息心率应在 55～60 次/分,如 ≥65 次/分可适当增加 β 受体阻滞剂的用量。

③血压降低者,暂时不增加 ACEI/ARB、β 受体阻滞剂和利尿剂的剂量。

避免过度劳累、情绪激动和精神紧张等应激状态、各种感染、不擅自加用非甾体类抗炎药、激素、抗心律失常药等。

出现下列情况,立即就诊:心衰加重、血压不稳定、心率和心律明显改变。

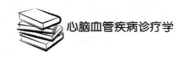

3.4　慢性心力衰竭

心力衰竭是由于心肌梗死、心肌病、血流动力学负荷过重、炎症等任何原因引起的心肌损伤,造成心肌结构和功能的变化,最后导致心室泵血或充盈功能低下。临床主要表现为呼吸困难、乏力和体液潴留。慢性心力衰竭(CHF)是指持续存在的心力衰竭状态,可以稳定、恶化或失代偿。治疗心衰的目标不仅要改善症状、提高生活质量,而且要针对心肌重构的机制,延缓和防止心肌重构的发展,降低心衰的住院率和死亡率。

3.4.1　病因

大多数患者有心脏病病史,针对病因治疗将显著改善心衰预后。冠心病、高血压和老年性退行性心瓣膜病是老年心衰患者的主要病因;风湿性心瓣膜病、扩张型心肌病、急性重症心肌炎等病是年轻者心衰的主要原因。收缩性心衰常见病因为冠心病,积极重建血运可防止心衰的发展和恶化;舒张性(或射血分数正常)心衰常见病因为高血压,控制血压极其重要,否则心衰进展迅速,也可诱发急性心衰。

3.4.2　临床表现

3.4.2.1　运动耐力下降引起的症状

大多数心力衰竭患者是由于运动耐力下降出现呼吸困难或乏力而就医,这些症状可在休息或运动时出现。同一病人可能存在多种疾病,因此,说清运动耐量下降的确切原因是困难的。

3.4.2.2　体液潴留引起的症状

患者可出现腹部或腿部水肿,并以此为首要或惟一症状而就医,运动耐量损害是逐渐发生的,可能未引起患者注意,除非仔细寻问日常生活能力发生的变化。

3.4.2.3　无症状或其他心脏病或非心脏病引起的症状

患者可能在检查其他疾病(如急性心肌梗死、心律失常、或肺部或躯体血栓栓塞性疾病)时,发现心脏扩大或心功能不全表现。

3.4.3　预防

治疗慢性心衰必须依靠患者配合,患者教育有助于提高治疗的依从性。

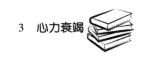

　　了解治疗目的和目标,定期复诊,遵医嘱用药。

　　了解心衰基本知识,出现以下情况及时就诊:体重快速增加、下肢水肿再现或加重、疲乏加重、运动耐受性降低、心率加快或过缓、血压降低或增高、心律不齐等。

　　掌握包括利尿剂在内的基本药物使用方法,根据病情调整剂量。

　　每日测体重并作记录,限盐、限水(每日液体 <2L)、限酒、戒烟。心肌病应戒酒。避免过度劳累和体力活动、情绪激动和精神紧张等应激状态。适可当运动,每天步行30 分钟,每周坚持 5～6 天,并逐步加量。避免各种感染。禁止滥用药物,如非甾体抗炎药、激素、抗心律失常药物等。

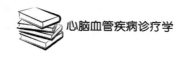

4 缺血性脑血管病

4.1 缺血性脑血管病

缺血性脑血管病又称脑缺血性疾病,是一不同程度的缺血性脑血管疾病的总称。

4.1.1 分类

短暂性脑缺血发作:为缺血引起的短暂性神经功能缺失,在 24 小时内完全恢复。

可逆性缺血性神经功能缺失:为一种局限性神经功能缺失,持续时间超过 24 小时(与 TIA 的界限),但在 3 周内完全恢复;神经系统检查可发现阳性局灶性神经缺失体征,可能有小范围脑梗死存在。

进展性卒中:脑缺血症状逐渐发展和加重,超过 6 小时才达到高峰,脑内出现梗死灶,多发生于椎~基底动脉系统。

完全性卒中:发病后数分钟到 1 小时内达到高峰,最迟不超过 6 小时(与 PS 的界限)。

边缘区(分水岭区)梗死:约占脑梗死的 10%,多邻近血管分布的周边区,最明显者为 MCA 和 PCA 分区之间,也可见于小脑的主要血管之间,尚可见与基底节区或同一母动脉的分支之间。

腔隙梗死:为脑实质中单支终末穿动脉闭塞引起的直径 3~20mm 范围的脑梗死,占全部脑梗死的 12%~25%,多位于基底节区,少见于丘脑、内囊和深部白质,可没有症状或表现为卒中样症状。

4.1.2 病因

缺血性脑血管病的病因繁多,病理机制复杂,但不同的病因都可能涉及三个基本的病理过程:血管壁病变、血液成分改变和血流动力学变化。所有影响到血管壁的结构和功能、血液成分及血流动力学的各种因素,都可能成为 ICVD 的病因。主要疾病有:高血压动脉硬化;动脉粥样硬化;动脉炎;动脉肌纤维发育不良;血管痉挛;其他:血管异常(动－静脉畸形、大脑基底异常血管网病、锁骨下动脉盗血综合征)、心脏疾病(瓣膜病、心内膜炎、心脏黏液瘤)、血液系统疾病(恶性淋巴瘤血管性病变、红细胞增多症)等均可导致脑缺血性疾病的发生。

4.1.3　临床表现

4.1.3.1　颅内颈内动脉系统

(1)眼动脉

近端闭塞并不引起失明,但远侧的分支视网膜中动脉闭塞可引起单眼视力减退或失明。

(2)后交通动脉

其较大分支为前乳动脉的分布区梗死特点为反复言语、冷漠、缺乏主动性、失去定向力和轻到中度的感觉和运动障碍,还可出半侧忽视和空间定向力丧失综合征。

(3)脉络膜前动脉

主要表现为对侧偏瘫、偏身麻木和偏盲。

(4)大脑前动脉

ACA 近端闭塞且 AComA 供血受限,可出现皮层和皮层下梗死(优势半球者可有运动性失语,非优势半球者有对侧忽视)及深部穿支供应的脑深部组织损害(构音困难和行为障碍);累及 AComA 远侧段的 ACA 可出现对侧感觉和运动障碍,下肢重于上肢,眼球和头转向病变侧,优势半球者可有语言失功能,非优势半球可有失用和空间觉丧失综合征,常见对侧肌张力亢进,出现原始反射或额叶释放体征;双侧额叶病变可引起尿失禁和认知改变。

(5)前交通动脉

有 2~5 条穿支,闭塞后可引起某些记忆障碍。

(6)大脑中动脉

主干栓塞出现对侧偏瘫、偏身感觉障碍和同向性偏盲,优势半球者有失语,非优势半球者可出现体象障碍、空间失用和忽视,急性期可有头和眼转向对侧、对侧凝视麻痹。

(7)颈内动脉

侧支循环不良时 ICA 闭塞可引起 MCA 和 ACA 供血区脑梗死,伴有对侧 A1 发育不良者可有双额叶脑梗死,伴有恒定的胚胎型大脑后动脉者可出现枕叶梗死,患者多有偏瘫、偏身感觉障碍和偏盲,常有昏迷,预后不良。

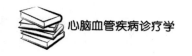

4.1.3.2 颅内椎基底动脉系统

（1）脊髓前动脉

闭塞后引起脊髓前动脉综合征,出现对侧偏瘫和同侧舌无力,伴对侧本体感觉和振动觉丧失。

（2）小脑后下动脉

近端或椎动脉闭塞可产生延髓背外侧综合征:累及下行交感纤维出现同侧 Horner 综合征,累及脊丘束和上行的三叉丘系出现同侧面部和对侧躯干的痛温觉改变,累及前庭核出现恶心、呕吐、眩晕和眼球震颤,累及疑核或第Ⅸ、Ⅹ脑神经出现声音嘶哑和吞咽困难,少见面肌无力、听力丧失或眼球运动障碍。

（3）椎动脉

旁中央穿支水平受累可出现延髓内侧综合征,表现为对侧肢体和同侧舌无力,伴对侧本体感觉和震动觉减退。

（4）小脑前下动脉

缺血时出现类似延髓外侧综合征,出现恶心、呕吐、眩晕、眼球震颤、面部同侧和躯干对侧痛温觉丧失和同侧共济失调,Horner 征少见;周围性面瘫、耳聋、耳鸣和侧方凝视麻痹等可与 PICA 综合征鉴别。

（5）小脑上动脉

闭塞者可引起对侧分离性感觉缺失,影响面、臂、躯干和腿,可有 Horner 综合征和上腭肌阵挛,同侧或对侧听力丧失,还可有凝视障碍、眩晕、恶心、呕吐、眼球震颤、同侧共济失调和同侧上肢粗大震颤。

（6）基底动脉

双侧 VA 在桥延结合处梗塞最常见的体征为双侧性,常在数小时或数天内阶梯式发展,患者出现昏睡或有明显的意识水平下降,更外侧中脑区的病灶可出现"闭锁"状态,BA 的进行性梗死常造成患者死亡。

（7）大脑后动脉

大脑脚支闭塞可出现 BA 顶端综合征(视和眼球运动异常和意识改变);长回旋动脉闭塞出现垂直凝视受限。

4.1.4 检查

4.1.4.1 病史

起病形式:突发神经功能障碍最常见于脑缺血性卒中,少数患者伴有突发的意识障碍。

症状:持续时间和发作频率 TIA 为反复发作的、短暂、可逆的局部脑血液循环障碍,一般不超过 24 小时。

伴随症状和诱因:如有心脏瓣膜病史,无癫痫发作和感染等。

既往史:高血压性心脏病、血液系统疾病、糖尿病等,吸烟、肥胖、口服避孕药和酗酒等。

4.1.4.2　体格检查

生命体征检查:如双侧血压、呼吸节律和幅度、心率、心律和有无杂音,颅内压监测。

眼底检查:如眼底动脉变细、反光增强或动静脉切迹、胆固醇栓子。

神经系统检查。

4.1.4.3　特殊检查

CT(电子计算机断层扫描)、MRI(磁共振成像)、PET(正电子发射型计算机断层显像)和(TCD 经颅多普勒)可用于检测脑缺血性损害,如梗死的部位、范围、血流动力学改变和脑代谢变化。

DSA(数字化减影血管造影术)、MRA(磁共振血管造影)和 CTA(CT 血管造影术)可用于明确脑缺血的原因,如颅内外动脉狭窄、血栓或栓塞、脑小动脉硬化等;因脑缺血性卒中最常见的原因为颈内动脉的粥样硬化,故 DSA 为最佳的检查方法。

4.2　脑梗死

脑梗死又称缺血性卒中,中医称之为卒中或中风。本病系由各种原因所致的局部脑组织区域血液供应障碍,导致脑组织缺血缺氧性病变坏死,进而产生临床上对应的神经功能缺失表现。脑梗死依据发病机制的不同分为脑血栓形成、脑栓塞和腔隙性脑梗死等主要类型。其中脑血栓形成是脑梗死最常见的类型,约占全部脑梗死的 60%,因而通常所说的"脑梗死"实际上指的是脑血栓形成。

4.2.1　病因和发病机制

由于脑血栓形成的病因基础主要为动脉粥样硬化,因而产生动脉粥样硬化的因素是发生脑梗死最常见的病因。近期在全球范围内进行的 INTERSTROKE 研究结果显

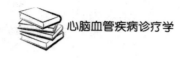

示:脑梗死风险中的90%可归咎于10个简单的危险因素,它们依次是高血压病、吸烟、腰臀比过大、饮食不当、缺乏体育锻炼、糖尿病、过量饮酒、过度的精神压力及抑郁、有基础心脏疾病和高脂血症。需要指出的是,以上大多数危险因素都是可控的。本病具体的病因及其作用机制如下所述。

4.2.1.1 血管壁本身的病变

最常见的是动脉粥样硬化,且常常伴有高血压、糖尿病、高脂血症等危险因素。其可导致各处脑动脉狭窄或闭塞性病变,但以大中型管径的动脉受累为主,国人的颅内动脉病变较颅外动脉病变更多见。其次为脑动脉壁炎症,如结核、梅毒、结缔组织病等。此外,先天性血管畸形、血管壁发育不良等也可引起脑梗死。由于动脉粥样硬化好发于大血管的分叉处和弯曲处,故脑血栓形成的好发部位为颈动脉的起始部和虹吸部、大脑中动脉起始部、椎动脉及基底动脉中下段等。当这些部位的血管内膜上的斑块破裂后,血小板和纤维素等血液中有形成分随后黏附、聚集、沉积形成血栓,而血栓脱落形成栓子可阻塞远端动脉导致脑梗死。脑动脉斑块也可造成管腔本身的明显狭窄或闭塞,引起灌注区域内的血液压力下降、血流速度减慢和血液黏度增加,进而产生局部脑区域供血减少或促进局部血栓形成出现脑梗死症状。

4.2.1.2 血液成分改变

真性红细胞增多症、高黏血症、高纤维蛋白原血症、血小板增多症、口服避孕药等均可致血栓形成。少数病例可有高水平的抗磷脂抗体、蛋白 C、蛋白 S 或抗血栓 Ⅲ 缺乏伴发的高凝状态等。这些因素也可以造成脑动脉内的栓塞事件发生或原位脑动脉血栓形成。

4.2.2 病理生理

本病的病理生理过程实质上是在动脉粥样硬化基础上发生的局部脑组织缺血坏死过程。由于脑动脉有一定程度的自我代偿功能,因而在长期脑动脉粥样硬化斑块形成中,并无明显的临床表现出现。但脑组织本身对缺血缺氧非常敏感,供应血流中断的4~6分钟内其即可发生不可逆性损伤。故脑血栓形成的病理生理过程可分为以脑动脉粥样硬化斑块形成过程为主的脑动脉病变期和脑动脉内血栓形成伴有脑组织缺血坏死的脑组织损伤期。急性脑梗死的是一个动态演变的过程,在发生不可逆的梗死脑组织的周围往往存在处于缺血状态但尚未完全梗死的脑区域(即缺血半暗带)。挽救这些缺血半暗带是急诊溶栓治疗的病理生理学基础。

4.2.3 临床表现

本病好发 50~60 岁以上的中、老年人,男性稍多于女性。其常合并有动脉硬化、高血压、高脂血症或糖尿病等危险因素或对应的全身性非特异性症状。脑梗死的前驱症状无特殊性,部分患者可能有头昏、一时性肢体麻木、无力等短暂性脑缺血发作的表现。而这些症状往往由于持续时间较短和程度轻微而被患者及家属忽略。脑梗死发病起病急,多在休息或睡眠中发病,其临床症状在发病后数小时或 1~2 天达到高峰。神经系统的症状与闭塞血管供血区域的脑组织及邻近受累脑组织的功能有关,这有利于临床工作者较准确地对其病变位置定位诊断。以下将按主要脑动脉供血分布区对应的脑功能缺失症状叙述本病的临床表现。

4.2.3.1 颈内动脉闭塞综合征

病灶侧单眼黑蒙,或病灶侧 Horner 征(因颈上交感神经节后纤维受损所致的同侧眼裂变小、瞳孔变小、眼球内陷及面部少汗);对侧偏瘫、偏身感觉障碍和偏盲等(大脑中动脉或大脑中、前动脉缺血表现);优势半球受累还可有失语,非优势半球受累可出现体像障碍等。尽管颈内动脉供血区的脑梗死出现意识障碍较少,但急性颈内动脉主干闭塞可产生明显的意识障碍。

4.2.3.2 大脑中动脉闭塞综合征

主干闭塞。出现对侧中枢性面舌瘫和偏瘫、偏身感觉障碍和同向性偏盲;可伴有不同程度的意识障碍;若优势半球受累还可出现失语,非优势半球受累可出现体象障碍。

皮质支闭塞。上分支闭塞可出现必遭对侧偏瘫和感觉缺失,Broca 失语(优势半球)或体象障碍(非优势半球);下分支闭塞可出现 Wernicke 失语、命名性失语和行为障碍等,而无偏瘫。

深穿支闭塞。对侧中枢性上下肢均等性偏瘫,可伴有面舌瘫;对侧偏身感觉障碍,有时可伴有对侧同向性偏瘫;优势半球病变可出现皮质下失语。

4.2.3.3 大脑前动脉闭塞综合征

主干闭塞。前交通动脉以后闭塞时额叶内侧缺血,出现对侧下肢运动及感觉障碍,因旁中央小叶受累小便不易控制,对侧出现强握、摸索及吸吮反射等额叶释放症状。若前交通动脉以前大脑前动脉闭塞时,由于有对侧动脉的侧支循环代偿,不一定出现症状。如果双侧动脉起源于同一主干,易出现双侧大脑前动脉闭塞,出现淡漠、欣快等精神症状,双侧脑性瘫痪、二便失禁、额叶性认知功能障碍。

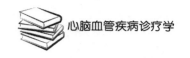

皮质支闭塞。对侧下肢远端为主的中枢性瘫痪,可伴有感觉障碍;对侧肢体短暂性共济失调、强握反射及精神症状。

深穿支闭塞。对侧中枢性面舌瘫及上肢近端轻瘫。

4.2.3.4 大脑后动脉闭塞综合征

主干闭塞。对侧同向性偏盲、偏瘫及偏身感觉障碍,丘脑综合征,主侧半球病变可有失读症。

皮质支闭塞。因侧支循环丰富而很少出现症状,仔细检查科发现对侧同向性偏盲或象限盲,伴黄斑回避,双侧病变可有皮质盲;顶枕动脉闭塞可见对侧偏盲,可有不定型幻觉痫性发作,主侧半球受累还可出现命名性失语;距状动脉闭塞出现对侧偏盲或象限盲。

深穿支闭塞。丘脑穿通动脉闭塞产生红核丘脑综合征,如病灶侧小脑性共济失调、肢体意向性震颤、短暂的舞蹈样不自主运动、对侧面部感觉障碍;丘脑膝状体动脉闭塞可出现丘脑综合征,如对侧感觉障碍(深感觉为主),以及自发性疼痛、感觉过度、轻偏瘫和不自主运动,可伴有舞蹈、手足徐动和震颤等锥体外系症状;中脑支闭塞则出现大脑脚综合征(Weber综合征),如同侧动眼神经瘫痪,对侧中枢性面舌瘫和上下肢瘫;或Benedikt综合征,同侧动眼神经瘫痪,对侧不自主运动,对侧偏身深感觉和精细触觉障碍。

4.2.3.5 椎基底动脉闭塞综合征

(1)主干闭塞常

引起广泛梗死,出现脑神经、锥体束损伤及小脑症状,如眩晕、共济失调、瞳孔缩小、四肢瘫痪、消化道出血、昏迷、高热等,患者常因病情危重而死亡。

(2)中脑梗死

常见综合征如下:

①Weber综合征同。侧动眼神经麻痹和对侧面舌瘫和上下肢瘫。

②Benedikt综合征。同侧动眼神经麻痹,对侧肢体不自主运动,对侧偏身深感觉和精细触觉障碍。

③Claude综合征。同侧动眼神经麻痹,对侧小脑性共济失调。

④Parinaud综合征。垂直注视麻痹。

(3)脑桥梗死

常见综合征如下:

①Foville 综合征。同侧周围性面瘫,双眼向病灶对侧凝视,对侧肢体瘫痪。

②Millard～Gubler 综合征。同侧面神经、展神经麻痹,对侧偏瘫。

③Raymond～Cesten 综合征。对侧小脑性共济失调,对侧肢体及躯干深浅感觉障碍,同侧三叉神经感觉和运动障碍,双眼向病灶对侧凝视。

④闭锁综合征,又称为睁眼昏迷系双侧脑桥中下部的副侧基底部梗死。患者意识清楚,因四肢瘫痪、双侧面瘫及球麻痹,故不能言语、不能进食、不能做各种运动,只能以眼球上下运动来表达自己的意愿。

(4)延髓梗死

最常见的是 Wallenberg 综合征(延髓背外侧综合征),表现为眩晕,眼球震颤,吞咽困难,病灶侧软腭及声带麻痹,共济失调,面部痛温觉障碍,Horner 综合征,对侧偏身痛温觉障碍。

(5)基底动脉尖综合征

基底动脉尖综合征是椎－基底动脉供血障碍的一种特殊类型,即基底动脉顶端 2cm 内包括双侧大脑后动脉、小脑上动脉及基底动脉顶端呈"干"字形的 5 条血管闭塞所产生的综合征。其常由栓塞引起,梗死灶可分布于枕叶、颞叶、丘脑、脑干和小脑,出现眼部症状,意识行为异常及感觉运动障碍等症状。

4.2.3.6　分水岭脑梗死

系两支或以上动脉分布区的交界处或同一动脉不同分支分布区的边缘带发生的脑梗死。结合影像检查可将其分为以下常见类型:皮质前型,如大脑前与大脑中动脉供血区的分水岭,出现以上肢为主的中枢性偏瘫及偏身感觉障碍,优势侧病变可出现经皮质性运动性失语,其病灶位于额中回,可沿前后中央回上不呈带状前后走行,可直达顶上小叶;皮质后型,病灶位于顶、枕、颞交界处,如大脑中与大脑后动脉,或大脑前、中、后动脉皮质支间的分水岭区,其以偏盲最常见,可伴有情感淡漠,记忆力减退和 Gerstmann 综合征;皮质下型:如大脑前、中、后动脉皮质支与深穿支或大脑前动脉回返支(Heubner 动脉)与大脑中动脉的豆纹动脉间的分水岭区梗死,可出现纯运动性轻偏瘫和(或)感觉障碍、不自主运动等。

值得注意的是,临床上许多患者的临床症状及体征并不符合上述的单支脑动脉分布区梗死的典型综合征,而表现为多个临床综合征的组合。同时,脑动脉的变异和个体化侧枝循环代偿能力的差异也是临床表现不典型的重要因素。因而,临床医生需要结合一定的辅助检查手段,以充分理解相应脑梗死的临床表现。

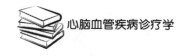

4.2.4 辅助检查

4.2.4.1 一般检查

血小板聚集率、凝血功能、血糖、血脂水平、肝肾功能等;心电图,胸片。这些检查有助于明确患者的基本病情,部分检查结果还有助于病因的判断。

4.2.4.2 特殊检查

主要包括脑结构影像评估、脑血管影像评估、脑灌注及功能检查等。

(1)脑结构影像检查

①头颅 CT:头颅 CT 是最方便和常用的脑结构影像检查。在超早期阶段(发病 6 小时内),CT 可以发下一些细微的早期缺血改变:如大脑中动脉高密度征、皮层边缘(尤其是岛叶)以及豆状核区灰白质分界不清楚和脑沟消失等。但是 CT 对超早期缺血性病变和皮质或皮质下小的梗死灶不敏感,尤其后颅窝的脑干和小脑梗死更难检出。大多数病例在发病 24 小时后 CT 可显示均匀片状的低密度梗死灶,但在发病 2 ~ 3 周内由于病灶水肿消失导致病灶与周围正常组织密度相当的模糊效应,CT 难以分辨梗死病灶。

②头颅 MRI:标准的 MRI 序列(T1、T2 和 Flair 相)可清晰显示缺血性梗死、脑干和小脑梗死、静脉窦血栓形成等,但对发病几小时内的脑梗死不敏感。弥散加权成像(DWI)可以早期(发病 2 小时内)显示缺血组织的大小、部位,甚至可显示皮质下、脑干和小脑的小梗死灶。结合表观弥散系数(ADC),DWI 对早期梗死的诊断敏感性达到 88% ~ 100%,特异性达到 95% ~ 100%。

(2)脑血管影像学

①颈部血管超声和经颅多普勒(TCD):目前脑血管超声检查最常用的检测颅内外血管狭窄或闭塞、动脉粥样硬化斑块的无创手段,亦可用于手术中微栓子的检测。目前颈动脉超声对颅外颈动脉狭窄的敏感度可达 80% 以上特异度可超过 90%,而 TCD 对颅内动脉狭窄的敏感度也可达 70% 以上,特异度可超过 90%。但由于血管超声技术操作者主观性影响较大,且其准确性在总体上仍不及 MRA/CTA 及 DSA 等有创检查方法,因而目前的推荐意见认为脑血管超声检查(颈部血管超声和 TCD)可作为首选的脑血管病变筛查手段,但不宜将其结果作为血管干预治疗前的脑血管病变程度的唯一判定方法。

②磁共振血管成像(MRA)和计算机成像血管造影(CTA):MRA 和 CTA 是对人体创伤较小的血管成像技术,其对人体有创的主要原因均需要使用对比剂,CTA 尚有一

定剂量的放射线。二者对脑血管病变的敏感度及特异度均较脑血管超声更高,因而可作为脑血管评估的可靠检查手段。

③数字减影血管造影(DSA):脑动脉的 DSA 是评价颅内外动脉血管病变最准确的诊断手段,也是脑血管病变程度的金标准,因而其往往也是血管内干预前反映脑血管病变最可靠的依据。DSA 属于有创性检查,通常其致残及致死率不超过 1%。

(3)脑灌注检查和脑功能评定

①脑灌注检查的目的在于评估脑动脉血流在不同脑区域的分布情况,发病早期的快速完成的灌注影像检查可区分核心梗死区和缺血半暗带区域,从而有助于选择再灌注治疗的合适病例,此外其还有评估神经保护剂疗效、手术干预前评估等作用。目前临床上较常用的脑灌注检查方法有多模式 MRI/PWI、多模式 CT/CTP、SPECT 和 PET 等。

②脑功能评定主要包括功能磁共振、脑电图等对认知功能及情感状态等特殊脑功能的检查方法。

4.2.5 诊断与鉴别诊断

4.2.5.1 诊断

中老年患者;多有脑血管病的相关危险因素病史。

发病前可有 TIA。

安静休息时发病较多,常在睡醒后出现症状。

迅速出现局灶性神经功能缺失症状并持续 24 小时以上,症状可在数小时或数日内逐渐加重。

多数患者意识清楚,但偏瘫、失语等神经系统局灶体征明显。

头颅 CT 早期正常,24~48 消失后出现低密度灶。

4.2.5.2 鉴别诊断

脑出血发病更急,数分钟或数小时内出现神经系统局灶定位症状和体征,常有头痛、呕吐等颅内压增高症状及不同程度的意识障碍,血压增高明显。但大面积脑梗死和脑出血,轻型脑出血与一般脑血栓形成症状相似。可行头颅 CT 以鉴别。

脑栓塞起病急骤,数秒钟或数分钟内症状达到高峰,常有心脏病史,特别是心房纤颤、细菌性心内膜炎、心肌梗死或其他栓子来源时应考虑脑栓塞。

颅内占位某些硬膜下血肿、颅内肿瘤、脑脓肿等发病也较快,出现偏瘫等症状及体征,需与本病鉴别。可行头颅 CT 或 MRI 鉴别。

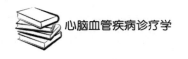

4.2.6 疾病治疗

脑梗死属于急症,也是一个高致残率及高致死率的疾病。本病的治疗原则是:争取超早期治疗,在发病4.5小时内尽可能静脉溶栓治疗,在发病6～8小时内有条件的医院可进行适当的急性期血管内干预;确定个体化和整体化治疗方案,依据患者自身的危险因素、病情程度等采用对应针对性治疗,结合神经外科、康复科及护理部分等多个科室的努力实现一体化治疗,以最大程度提高治疗效果和改善预后。具体治疗措施如下:

4.2.6.1 一般治疗

主要包括维持生命体征和预防治疗并发症。其中控制脑血管病危险因素,启动规范化二级预防措施为重要内容。

戒烟限酒,调整不良生活饮食方式,对所有有此危险因素的脑梗死患者及家属均应向其普及健康生活饮食方式对改善疾病预后和预防再发的重要性。

规范化二级预防药物治疗吗,主要包括控制血压、血糖和血脂水平的药物治疗。

①控制血压,在参考高龄、基础血压、平时用药、可耐受性的情况下,降压目标一般应该达到≤140/90 mm Hg,理想应达到≤130/80 mm Hg。糖尿病合并高血压患者严格控制血压在130/80mmHg以下,降血压药物以血管紧张素转换酶抑制剂、血管紧张素Ⅱ受体拮抗剂类在降低心脑血管事件方面获益明显。在急性期血压控制方面应当注意以下几点:

准备溶栓者,应使收缩压<180 mmhg、舒张压<100 mmhg。缺血性脑卒中后24h内血压升高的患者应谨慎处理。应先处理紧张焦虑、疼痛、恶心呕吐及颅内压增高等情况。血压持续升高,收缩压≥200 mmhg或舒张压≥110 mmhg,或伴有严重心功能不全、主动脉夹层、高血压脑病,可予谨慎降压治疗,并严密观察血压变化,必要时可静脉使用短效药物(如拉贝洛尔、尼卡地平等),最好应用微量输液泵,避免血压降得过低。

有高血压病史且正在服用降压药者,如病情平稳,可于脑卒中24h后开始恢复使用降压药物。脑卒中后低血压的患者应积极寻找和处理原因,必要时可采用扩容升压的措施。

②控制血糖,空腹血糖应<7mmol/L,糖尿病血糖控制的靶目标为HbAlc<6.5%,必要时可通过控制饮食、口服降糖药物或使用胰岛素控制高血糖。

在急性期血糖控制方面应当注意血糖超过11.1 mmol/L时可给予胰岛素治疗。血糖低于2.8 mmol/L时可给予10%～20%葡萄糖口服或注射治疗。

③调脂治疗对脑梗死患者的血脂调节药物治疗的几个推荐意见如下:胆固醇水平升高的缺血性脑卒中和 TIA 患者,应该进行生活方式的干预及药物治疗。建议使用他汀类药物,目标是使 LDL－C 水平降至 2.59 mmol/L 以下或使 LDL－C 下降幅度达到 30% ～40% 。

伴有多种危险因素(冠心病、糖尿病、未戒断的吸烟、代谢综合征、脑动脉粥样硬化病变但无确切的易损斑块或动脉源性栓塞证据或外周动脉疾病之一者)的缺血性脑卒中和 TIA 患者,如果 LDL－C > 2.07 mmol/L,应将 LDL－C 降至 2.07 mmol/L 以下或使 LDL－C 下降幅度 >40% 。

对于有颅内外大动脉粥样硬化性易损斑块或动脉源性栓塞证据的缺血性脑卒中和 TIA 患者,推荐尽早启动强化他汀类药物治疗,建议目标 LDL－C < 2.07 mmol/L 或使 LDL－C 下降幅度 >40% 。

长期使用他汀类药物总体上是安全的。他汀类药物治疗前及治疗中,应定期监测肌痛等临床症状及肝酶(谷氨酸和天冬氨酸氨基转移酶)、肌酶(肌酸激酶)变化,如出现监测指标持续异常并排除其他影响因素,应减量或停药观察(供参考:肝酶 >3 倍正常上限,肌酶 >5 倍正常上限时停药观察);老年患者如合并重要脏器功能不全或多种药物联合使用时,应注意合理配伍并监测不良反应。

对于有脑出血病史或脑出血高风险人群应权衡风险和获益,建议谨慎使用他汀类药物。

4.2.6.2　特殊治疗

主要包括溶栓治疗、抗血小板聚集及抗凝药物治疗、神经病保护剂、血管内介入治疗和手术治疗等。

(1)溶栓治疗

静脉溶栓和动脉溶栓的适应症及禁忌症基本一致。本章节以静脉溶栓为例详细介绍其相关注意问题。

对缺血性脑卒中发病 3h 内和 3～4.5h 的患者,应根据适应证严格筛选患者,尽快静脉给予 rtPA 溶栓治疗。使用方法:rtPA 0.9 mg/kg(最大剂量为 90 mg)静脉滴注,其中 10% 在最初 1 min 内静脉推注,其余持续滴注 th,用药期间及用药 24h 内应如前述严密监护患者。发病 6h 内的缺血性脑卒中患者,如不能使用 rtPA 可考虑静脉给予尿激酶,应根据适应证严格选择患者。使用方法:尿激酶 100 万 ～150 万 IU,溶于生理盐水 100 ～200 ml,持续静脉滴注 30 min,用药期间应如前述严密监护患者。发病 6h 内由大脑中动脉闭塞导致的严重脑卒中且不适合静脉溶栓的患者,经过严格选择后可

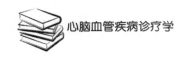

在有条件的医院进行动脉溶栓。发病 24h 内由后循环动脉闭塞导致的严重脑卒中且不适合静脉溶栓的患者,经过严格选择后可在有条件的单位进行动脉溶栓。溶栓患者的抗血小板或特殊情况下溶栓后还需抗血小板聚集或抗凝药物治疗者,应推迟到溶栓24h 后开始。临床医生应该在实施溶栓治疗前与患者及家属充分沟通,向其告知溶栓治疗可能的临床获益和承担的相应风险。

溶栓适应证:年龄 18~80 岁;发病 4.5h 以内或 6h 内(尿激酶);脑功能损害的体征持续存在超过 th,且比较严重;脑 CT 已排除颅内出血,且无早期大面积脑梗死影像学改变;患者或家属签署知情同意书。

溶栓禁忌证:既往有颅内出血,包括可疑蛛网膜下腔出血;近 3 个月有头颅外伤史;近 3 周内有胃肠或泌尿系统出血;近 2 周内进行过大的外科手术;近 1 周内有在不易压迫止血部位的动脉穿刺。近 3 个月内有脑梗死或心肌梗死史,但不包括陈旧小腔隙梗死而未遗留神经功能体征。严重心、肝、肾功能不全或严重糖尿病患者。体检发现有活动性出血或外伤(如骨折)的证据。已口服抗凝药,且 INR >15;48h 内接受过肝素治疗(APTT 超出正常范围)。血小板计数低于 $100 \times 109/L$,血糖 < 27mmol/L。血压:收缩压 >180 mmhg,或舒张压 >100 mmhg。妊娠患者或家属不合作。其他不适合溶栓治疗的条件。

(2)抗血小板聚集治疗

急性期(一般指脑梗死发病 6 小时后至 2 周内,进展性卒中稍长)的抗血小板聚集推荐意见如下:

①对于不符合溶栓适应证且无禁忌证的缺血性脑卒中患者应在发病后尽早给予口服阿司匹林 150~300 mg/d。急性期后可改为预防剂量 50~150 mg/d。

②溶栓治疗者,阿司匹林等抗血小板药物应在溶栓 24h 后开始使用。

③对不能耐受阿司匹林者,可考虑选用氯吡格雷等抗血小板治疗。

此外,在抗血小板聚集二级预防的应用中需要注意以下几点:对于非心源性栓塞性缺血性脑卒中或 TIA 患者,除少数情况需要抗凝治疗,大多数情况均建议给予抗血小板药物预防缺血性脑卒中和 TIA 复发。抗血小板药物的选择以单药治疗为主,氯吡格雷、阿司匹林都可以作为首选药物;有证据表明氯吡格雷优于阿司匹林,尤其对于高危患者获益更显著。不推荐常规应用双重抗血小板药物。但对于有急性冠状动脉疾病(例如不稳定型心绞痛,无 Q 波心肌梗死)或近期有支架成形术的患者,推荐联合应用氯吡格雷和阿司匹林。

（3）抗凝治疗

主要包括肝素、低分子肝素和华法林。其应用指征及注意事项如下：

①对大多数急性缺血性脑卒中患者，不推荐无选择地早期进行抗凝治疗。

②关于少数特殊患者（如主动脉弓粥样硬化斑块、基底动脉梭形动脉瘤、卵圆孔未闭伴深静脉血栓形成或房间隔瘤等）的抗凝治疗，可在谨慎评估风险、效益比后慎重选择。

③特殊情况下溶栓后还需抗凝治疗的患者，应在 24h 后使用抗凝剂。

④无抗凝禁忌证的动脉夹层患者发生缺血性脑卒中或者 TIA 后，首先选择静脉肝素，维持活化部分凝血活酶时间 50~70 s 或低分子肝素治疗；随后改为口服华法林抗凝治疗，通常使用 3~6 个月；随访 6 个月如果仍然存在动脉夹层，需要更换为抗血小板药物长期治疗。

（4）神经保护剂

如自由基清除剂、电压门控性钙通道阻断剂、兴奋性氨基酸受体阻断剂等，对急性期脑梗死患者可试用此类药物治疗。

（5）其他特殊治疗

如血管内干预治疗和外科手术治疗，有条件的医院可对合适的脑梗死患者进行急性期血管内干预和外科手术治疗，如对发病 6 小时内的脑梗死病例可采用动脉溶栓及急性期支架或机械取栓治疗；对大面积脑梗死病例必要时可采用去骨板减压术治疗。

4.2.6.3 并发症的防治

脑梗死急性期和恢复期容易出现各种并发症，其中吸入性肺炎、褥疮、尿路感染、下肢深静脉血栓形成及肺栓塞、吞咽困难所致营养不良等可明显增加不良预后的风险。因而对这些并发症的有效防治和密切护理也是脑梗死规范化治疗过程中一个关键的环节。

4.2.6.4 康复治疗和心理调节治疗

应尽早启动脑梗死患者个体化的长期康复训练计划，因地制宜采用合理的康复措施。有研究结果提示脑梗死发病后 6 月内是神经功能恢复的黄金时期，对语言功能的有效康复甚至可长达数年。同时，对脑梗死患者心理和社会上的辅助治疗也有助于降低残疾率，提高生活质量，促进其早日重返社会。

4.2.7 疾病预后

本病的病死率约为 10%，致残率可达 50% 以上。存活者的复发率高达 40%，脑

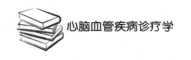

梗死复发可严重削弱患者的日常生活和社会功能,而且可明显增加死亡率。

4.3 脑血栓

脑血栓形成是脑梗死最常见的类型。是脑动脉主干或皮质支动脉粥样硬化导致血管增厚、管腔狭窄闭塞和血栓形成,引起脑局部血流减少或供血中断,脑组织缺血缺氧导致软化坏死出现局灶性神经系统症状。

4.3.1 轻度脑血栓

轻度脑血栓是脑血栓的一种特殊类型,是在高血压、动脉硬化的基础上,脑深部的微小动脉发生闭塞,引起脑组织缺血性软化病变。其病变范围一般为 2～20 毫米,其中以 2～4 毫米者最为多见。临床上患者多无明显症状,约有 3/4 的患者无病灶性神经损害症状,或仅有轻度注意力不集中、记忆力下降、轻度头痛头昏、眩晕、反应迟钝等症状。该病的诊断主要为 CT 或 MRI 检查。而轻度脑血栓如果成为多发性的,则可影响脑功能,导致智力进行性衰退,最后导致脑血管性痴呆。

4.3.1.1 概述

原发疾病少,并且经 CT 或 MRI 检查,脑血栓部位单一及血栓面积小,临床症状不明显的脑血栓均为轻度脑血栓,腔隙性脑血栓多为轻度脑血栓。轻度脑血栓的防治重点在于:一是改善脑血栓如肢体发麻,头晕头痛等症状;二是防止脑血栓复发甚至进展成为严重的多发脑血栓。

既然知道了轻度脑血栓是什么病,那么该用什么药物来治疗它呢,其实能及早地发现轻度脑血栓是患者不幸中的万幸,因为及时发现,用药物干预还完全来得及,只要坚持用药完全可以防止轻度脑血栓发展成重度脑血栓,那么该用什么药来防治轻度脑血栓? 首先要知道防止脑血栓进展和复发,改善脑血栓症状这在医学上叫科学的二级预防,西药有阿斯匹林比较常用,但缺点是有效率为 53%,有 47% 的人会产生用药抵抗,而且长期服用容易引起胃出血,带来肝肾损伤;现代中药有较好的综合防治作用,服用安全,作用靶点多,长效性强,但缺点是服用剂量大,而且质量不稳定。如果中药能改善剂量大,成份不稳定的遗憾,那么就正是脑血栓这种慢性病患者的最佳用药选择。

4.3.1.2 发病原因

脑血栓形成是缺血性脑血管病的一种,多见于中老年人,无明显性别差异,它是由于脑血管壁本身的病变引起的。

脑血栓形成一般起病较缓慢,从发病到病情发展到高峰,多需数十小时至数天。这种病常在睡眠中或安静休息时发生。一些病人往往睡前没有任何先兆症状,早晨醒来时发现偏瘫或失语,这可能与休息时血压偏低、血流缓慢有关,但也有一些在白天发病的病人,常有头昏、肢体麻木无力及短暂性脑缺血发作等前驱症状。

脑血栓形成最常见的病因是动脉硬化,由于脑动脉硬化,管腔内膜粗糙、管腔变窄,在某些条件下,如血压降低、血流缓慢或血液黏稠度增高、血小板聚集性增强等因素的作用下,凝血因子在管腔内凝集成块,形成血栓,使血管闭塞,血流中断,从而使血管供血区的脑组织缺血、缺氧、软化、坏死而发病。

脑血栓形成可发生在任何一段脑血管内,但在临床上却以颈内动脉、大脑前动脉及大脑中动脉的分支所形成的血栓较常见。患者表现中枢性偏瘫、面瘫及对侧肢体感觉减退。大多数病人神志清楚,头痛、呕吐者较少见,但若大脑前动脉或大脑中动脉主干阻塞形成大面积脑梗塞时,病情较重,常伴有意识障碍和颅内压增高的症状。椎基底动脉系统血栓形成,则多见眩晕、恶心、呕吐、复视、交叉性运动及感觉障碍、构音障碍、吞咽困难、饮水发呛等症状。

4.3.1.3 诊断

起病急骤,症状多于数秒钟或数分钟达高峰。

既往有各种类型的心脏病,如风心病,亚急性细菌性心内膜炎,心房纤颤,心肌病,心肌梗塞等病史。

全脑症状较轻,神志多清晰或有短暂的意识障碍,多无头痛、呕吐及生命体征改变。

局灶体征明显,多表现颈内动脉受累的症状(尤以大脑中动脉受累者较多)。椎基底动脉栓塞较少。栓塞后的体征,视不同动脉受累而异。

多伴有其他器官发生栓塞的症状,如肾动脉、视网膜动脉栓塞等。

脑脊液透明,内不含血。

CT 检查,可见与动脉分布一致的低密度区。

脑血管造影可见血管闭塞。

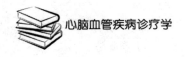

4.3.1.4 疾病治疗原则

（1）改善脑部血液循环

改善脑部血液循环是脑血栓的治疗方法中比较具体且有针对性的,此方法的实施一般要根据扩容和血管扩张的药物,可帮助改善患者脑部的血液循环,增加脑血流量,促进侧枝循环建立,缩小血栓范围。

（2）抗凝治疗方法

此种方法并不适用于所有血栓患者,只适用于病情较严重的患者,目的是防止血栓扩延加重病情,缩短疾病治疗时间,缓解患者病痛。"在治疗实施之前患者还应做脑CT检查,如果患者有其他出血倾向应暂缓治疗。

（3）浴血栓疗法

浴血栓疗法也是脑血栓的常见治疗方法之一,一般临床上常用链激酶、尿激酶溶解血栓等方法。

（4）防治脑水肿

此种脑梗塞的治疗方法主要靠药物进行,常用的药物主要有高渗液、利尿剂及自由基清除剂,其中高渗液中最为常用的是甘油和甘露醇;利尿剂具有脱水、降压的作用,尤其适用于同时伴有心功能不良的患者。但要注意的是自由基清除剂有促进出血的副作用,所以应慎重使用。

4.3.1.5 肢体障碍康复治疗

实验及临床研究表明,由于中枢神经系统存在可塑性,在大脑损伤后的恢复过程中,具有功能重建的可能性。

目前认为脑血栓引发的肢体运动障碍的患者经过正规的康复训练可以明显减少或减轻瘫痪的后遗症,有人把康复看得特别简单,甚至把其等同于"锻炼",急于求成,常常事倍功半,且导致关节肌肉损伤、骨折、肩部和髋部疼痛、痉挛加重、异常痉挛模式和异常步态,以及足下垂、内翻等问题,即"误用综合征"。

不适当的肌力训练可以加重痉挛,适当的康复训练可以使这种痉挛得到缓解,从而使肢体运动趋于协调。一旦使用了错误的训练方法,如用患侧的手反复练习用力抓握,则会强化患侧上肢的屈肌协同,使得负责关节屈曲的肌肉痉挛加重,造成屈肘、屈腕旋前、屈指畸形,使得手功能恢复更加困难。其实,肢体运动障碍不仅仅是肌肉无力的问题,肌肉收缩的不协调也是导致运动功能障碍的重要原因。因此,不能误以为康复训练就是力量训练。恢复期治疗目的就是改善头晕头痛、肢体麻木障碍、语言不利等症状,使之达到最佳状态;并降低脑血栓的高复发率。

目前在日常的家庭护理康复治疗中,国内常使用肢体运动康复仪来对受损的肢体运动恢复。它本身以以神经促通技术为核心,使肌肉群受到低频脉冲电刺激后按一定顺序模拟正常运动,除直接锻炼肌力外,通过模拟运动的被动拮抗作用,协调和支配肢体的功能状态,使其恢复动态平衡;同时多次重复的运动可以向大脑反馈促通信息,使其尽快地最大限度地实现功能重建,打破痉挛模式,恢复自主的运动控制,尤其是家用的时候操作简便。这种疗法可使瘫痪的肢体模拟出正常运动,增强患者康复的自信心,最大限度恢复患者的肌张力和肢体运动。

(1)科学准确用药,预防脑梗塞复发

脑血栓属于高复发不可逆性的慢性脑血管意外,病人出院后仍需按医生嘱咐规律服药,控制好高血压、高血脂、糖尿病等动脉硬化的基础病变,并定期到医院复查。常用治疗脑血栓的有效药物包括抗血小板聚集类药物。

(2)尽早、积极地开始康复治疗

如前所述,脑血栓形成后会留下许多后遗症,如单瘫、偏瘫、失语等,药物对这些后遗症的作用是非常有限的,而通过积极、正规的康复治疗,大部分病人可以达到生活自理,有些还可以回到工作岗位。有条件者最好能到正规的康复医院进行系统康复。如因各种原因不能到康复医院治疗者,可购买一些有关方面的书籍和录像带,在家自己进行。康复宜及早进行。病后6~12个月内是康复的最佳时机,半年以后由于已发生肌肉萎缩及关节挛缩,康复的困难较大,但同样也会有一定的帮助。

日常生活训练患病后许多以前的生活习惯被打破,除了要尽早而正规地训练患肢,还应注意开发健肢的潜能。右侧偏瘫而平时又习惯使用右手(右利)的患者,此时要训练左手做事。衣服要做得宽松柔软,可根据特殊需要缝制特殊样式,如可以在患肢袖子上装拉锁以便去看病时测量血压。穿衣时先穿瘫痪侧,后穿健侧;脱衣时先脱健侧,后脱患侧。

面对现实,调整情绪俗话说:"病来如山倒,病去如抽丝"。此话用在脑血管病人身上更贴切。面对既成事实,应调整好情绪,积极进行康复以尽早重返社会。严重的情绪障碍患者可请医生帮助,使用抗抑郁剂,如百忧解,对脑血管病后的抑郁焦虑情绪有良好的作用。

(3)后遗症的功能恢复护理

①语言不利语言障碍的病人情绪多焦躁、痛苦。医护人员要多接触病人,了解病人痛苦,让病人保持心情舒畅,消除紧张心理。必须尽早地诱导和鼓励患者说话,耐心

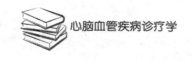

纠正发音,从简到繁,如"e""啊""歌"等,反复练习坚持不懈。并配合针刺哑门、通里、廉泉等穴,这利于促进语言功能改善和恢复。

②肢体功能障碍。急性期护理上要注意将瘫痪肢体置放功能位置,以防肢体发生挛缩畸形,多采用仰卧位和侧卧位。在病人病情稳定情况下,多利用可以家用型的肢体运动康复仪指导和辅助其进行功能锻炼,从简单的屈伸开始,要求活动充分,合理适度,避免损伤肌肉和关节,每天2~4次,每次5~30分钟。并配合药物治疗,按摩患侧肢体,针刺曲池、合谷、足三里等。嘱病人经常用热水浸泡患侧肢体,促进其血液循环。

③口角歪斜。临床上常见病侧眼睑闭合不全、口角下垂、不能皱额、闭眼、鼓腮、吹哨。病人常常产生消极情绪,失去治疗信心。护士应同情关心病人,给予精神鼓励,以便取得信任,舒其情志。饮食上宜给易于消化、富于营养流质或半流质饮食。配合针刺颊车、地仓、迎香、四白。鼓励病人多做眼、嘴、脸部运动,并经常按摩局部。

4.3.1.6 家庭治疗措施

脑血栓后遗症的治疗,传统的治疗方法是靠卧床休息、药物治疗,所以使大部分脑血栓后遗症患者失去了康复痊愈的机会,永久性的留下了肢体残疾甚至死亡,所以一定要走出脑血栓后遗症的治疗误区。

脑血栓后遗症病人由于留有持久的肢体残废和语言障碍,生活质量明显下降,常需家属陪伴和照顾,他们渴望得到治愈的心情是完全可以理解的。那么,脑血栓后遗症是否还能治好呢? 一般来说,脑血栓后遗症治好的可能性不大,药物治疗收效甚微。

脑血栓后遗症所引起的偏瘫和语言障碍等,经过一年的治疗仍无改善的症状,即为脑血栓后遗症。随着医学科学的进步,急性期能够挽救生命的患者增多,脑血栓后遗症的病人也相应增加。而且,往往是年龄越大,高血压、动脉硬化时间越长,发作次数越多,并发症越多,则后遗症越重、越多。对脑血栓后遗症病人,切实可行的治疗应该是认真查找危险因素,采取措施预防疾病复发,并在医生指导下进行治疗性锻炼,对抗肌肉痉挛、关节挛缩,防止肌肉废用性萎缩和关节强直,争取残存功能的最好发挥。脑血栓后遗症的治疗如果结合中药方、针灸按摩以及期康复及运动疗法、作业疗法、语言康复、心理疗法等脑血栓病治疗新方法,使药物、介入、中药、康复疗法齐头并进,这样瘫痪的肢体会立即得到有效的治疗,可有效缩短疗程,降低肢体致残率和患者死亡率。常用稳迈舒运动按摩轮,使用方便,可用于运动功能的恢复锻炼,有助于恢复下肢、关节和足部的运动功能。适合于中风后遗症偏瘫患者的主动肢体康复锻炼,对膝踝关节、下肢和足部的骨折和扭挫伤等长时间固定治疗后的肌肉萎缩和肢体运动功能的恢复也有不错效果,同时通过足底穴位保健按摩达到调节全身器官功能、缓解疲劳、提高记忆力、有效缓解脑中风后遗症的作用。

4.3.1.7　预防脑血栓

脑血栓是老年人的一种常见疾病。它的发生不仅同高血压、动肪硬化的进展有关,也与老年人的血液黏度增高密切相关。事实上,老年人的血黏度越高,越容易发生脑血栓。血液在人体血管内流动,就像是河水,流速越快,沉淀越少;反之,流速越慢,沉淀越多。血黏度增高势必导致血液流速减慢,血液中的血小板、胆固醇、纤维蛋白等物质便在血管壁上沉淀下来,久而久之,沉淀物越积越多,若再合并有高血压、动脉硬化等疾病,会导致脑血栓形成。

健康人体内生成两种物质,一种是凝血物质如二磷酸腺苷和凝血黄素 A_2、纤维蛋白及钙等,能使血小板凝集成块,形成血栓,起到止血作用。另一种是抗凝血物质,如纤维蛋白溶酶和前列腺环素等,有抗凝和防止血栓形成的作用。平时人体血液中的凝血和抗凝血物质两者处于动态平衡,既不易形成脑血栓,又有止血作用,保持人体健康状态。

怎样才能预防脑血栓的发生呢?

晚睡前和晨起后喝杯白开水,可防止血栓形成。平时养成饮水习惯,每日饮水 $1000\sim 2000$ 毫升,可降低血液黏稠度,对预防血栓很有好处。

增加高密度脂蛋白。它不仅沉积在血管壁上,还能促进已沉积在血管壁上的极低密度脂蛋白溶解,使血流通畅,防止动脉硬化。运动和饮食调节可增加高密度脂蛋白,可经常吃些洋葱、大蒜、辣椒、四季豆、菠菜、芹菜、黄瓜、胡萝卜、苹果、葡萄、黑木耳等。

参加体育运动。运动能促进血液循环,使血液稀释,粘滞性下降。如做体操、打太极拳、跳老年迪斯科、骑自行车、散步、慢跑、游泳、舞剑等。

药物治疗。

4.3.1.8　注意事项

(1)良好的饮食习惯

过多食用高糖食物,可使血液黏稠度加重;饮食过咸可导致血液凝滞;吸烟、饮水过少、不吃早餐等生活习惯也可使血液黏稠度增高而诱发血栓形成。日常生活中应保证足量饮水,睡前一杯水,起床一杯水。如有必要,半夜加一杯。

①要增加膳食纤维和维生素 C 的食物,其中包括粗粮,蔬菜和水果。有些食物如洋葱、大蒜、香菇、木耳、海带、山楂、紫菜、淡茶、魔芋等食品有降脂作用。

②平时宜吃清淡、细软、含丰富膳食纤维的食物,宜采用蒸、炖、熬、清炒、氽、熘、温

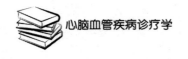

拌等烹调方法,不适宜煎、炸、爆炒、油淋、烤等方法。

（2）适当参加体育锻炼

如慢跑,散步,柔软体操,太极拳等体育锻炼可增加血液中的高密度脂蛋白,对动脉粥样硬化有极重要的防治作用。应注意在体育锻炼过程中防止意外,如摔跤、骨折、扭伤等。锻炼时间及程度应以不感到疲劳为度。

（3）保持情绪稳定

情绪过于紧张,可引起血管痉挛,血压骤升,血液变稠,从而影响人体正常血液循环,诱发血栓形成或血管破裂。而且健康的心态更利于脑血栓病症的恢复。

4.3.2　急性脑血栓

急性脑血栓主要由脑血管血栓形成所致,占急性脑血管病的 50%~60%,是中枢神经系统最常见的致死和致残性疾病。

4.3.2.1　功能恢复

（1）康复应尽早进行

急性脑血栓患者,只要神智清楚,生命体征平稳,血压值平稳,病情不再发展,48小时后即可进行功能康复锻炼,康复量应由小到大,循序渐进进行。

（2）调动患者积极性

急性脑血栓患者的康复实质是"学习、锻炼、再锻炼、再学习",要求患者理解并积极投入。在急性期,康复运动主要是抑制异常的原始反射活动,重建正常运动模式,其次才是加强肌肉力量的训练。

（3）康复应与治疗并进

急性脑血栓的特点是"障碍与疾病共存",采取个体化的方案,循序渐进。除运动康复外,尚应注意言语、认知、心理、职业与社会等的康复。已证实一些药物,如溴隐亭等对肢体运动和言语功能的恢复作用明显,巴氯芬对抑制痉挛状态有效,由小剂量开始,可选择应用。可乐定、哌唑嗪、苯妥英钠、安定、苯巴比妥、氟哌啶醇对急性期的运动产生不利影响,故应少用或不用。

（4）强调康复是一个持续的过程

严密观察急性脑血栓患者有无抑郁、焦虑,它们会严重地影响康复进行和功效。要重视社区及家庭康复的重要性。

4.3.2.2　治疗原则

一般治疗应卧床休息、头部放平,必要时给吸氧。除血压特高外一般不降压。勤翻身,注意呼吸道通畅,预防呼吸道及泌尿道感染,预防褥疮。

低分子右旋糖酐每日 500 毫升静滴,连用两周。

血管扩张剂间断吸入混合气体(6% ~7% 的二氧化碳,50% ~95% 氧),5% 碳酸氢钠 250 毫升静点,每日 1 ~2 次,罂粟碱 100 毫克加入 250 毫升葡萄糖液内缓慢静点,每日一次共两周。血管扩张剂仅用于发病初 1 ~2 天或病后 3 周以后,否则可出现脑内盗血综合征,反而会加重脑组织缺氧损害。

抗凝治疗:肝素 12500 单位加入 5% 葡萄糖、生理盐水或 10% 的葡萄糖液 1000 毫升中缓慢静脉点滴(以每分钟 20 滴的速度维持 24 ~48 小时。除肝素外也可用水蛭素抗凝,主要是阻止凝血酶对纤维蛋白原的作用,阻碍血液凝固,20mg 水蛭素可阻止 400g 血液凝固,对缺血性脑血管病患者因血液流变性异常而出现的浓、黏、聚状态有较好的改善作用。

活血化瘀芳香开窍,降脂抗凝双效类长效中成药物的防治,能够有效改善体症,防止复发进展。如含有丹参、川芎、麝香、体外培育牛黄等名贵药材。

4.3.2.3　治疗方法

目前治疗脑病、神经性疾病最好的技术是机器人脑立体定向技术,该技术是国家863 科研项目的转化成果,主要用于脑外科微创手术规划、导航和立体定向,该技术是由中国航天科工集团七三一医院神经外科首席专家田增民教授率先在国内开展的,与传统的开颅手术相比,大大降低了患者的手术风险和痛苦,是一种微创手术;与有框架脑立体定向手术相比,具有定位准确、手术精度高等特点,患者可以在清醒状态下完成手术,术后 3 ~5 天即可出院,不留瘢痕。机器人脑立体定向技术可以与神经修复技术、神经内镜技术、微电极技术、内放疗技术相配合,主要治疗疾病有脑瘫、癫痫、帕金森、脑出血后遗症、脑梗塞后遗症、脑炎后遗症、扭转性痉挛、小脑萎缩、缺血缺氧后遗症等神经外科疾病。

4.3.2.4　饮食禁忌

增加维生素 C,维生素 C 食物能到降脂的作用,所以要多食用维生素 C 食物,如水果、蔬菜,里面含有大量的维生素 C。

限制脂肪摄入量。每日膳食中要减少总的脂肪量,增加多不饱和脂肪酸,减少动物脂肪,使 p/s 比值达到 1.8 以上,以减少肝脏合成内源性胆固醇。烹调时不用动物油,而用植物油,如豆油、花生油、玉米油等,用量每人每日 25 克,每月在 750 克以内为宜。要限制食物的胆固醇,每日每人应在 300 毫克以内,也就是说,每周可吃 3 个

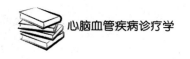

蛋黄。

控制总热量。如果膳食中控制了总脂肪的摄入，血脂是会下降的，肥胖或超重患者的体重也会下降，最好能够达到或维持理想体重，这样对全身各内脏的生理功能有益。

戒烟戒酒。嗜烟酗酒是引起脑血栓的诱因之一，烟毒可损害血管内膜，引发小血管收缩，管腔变窄。而酒对血管也是百害而无一利。

适量增加蛋白质。由于膳食中的脂肪量下降，就要适当增加蛋白质。可由瘦肉、去皮禽类提供，可多食鱼类，特别是海鱼，每日要吃一定量的豆制品，如豆腐，豆干，对降低血液胆固醇及血液粘滞有利。

限制精制糖和含糖类的甜食，包括点心、糖果和饮料的摄入。随着饮料工业的发展，各种含糖饮料不断增加，当地多饮用含糖饮料后，体内的糖会转化成脂肪，并在体内蓄积，仍然会增加体重、血糖、血脂及血液粘滞度，对脑血栓的恢复极为不利，所以也要控制饮料的应用。如脑血栓的病人同时患有糖尿病并应用降糖药而产生低血糖时，可适当饮用饮料以防止血糖继续下降，当一过性低血糖缓解后，就不要再饮甜饮料了。

脑血栓的病人有食盐的用量要小，要采用低盐饮食，每日食盐 3 克，可在烹调后再加入盐拌匀即可。

注意烹调用料。为了增加食欲，可以在炒菜时加一些醋、番茄酱、芝麻酱。食醋可以调味外，还可加速脂肪的溶解，促进消化和吸收，芝麻酱含钙量高，经常食用可补充钙，对防止脑出血有一定好处。

经常喝水。脑血栓的病人要经常饮水，尤其在清晨和晚间。这样可以稀释血液，防止血栓的形成。

4.4　脑卒中

"脑卒中"又称"中风""脑血管意外"。是一种急性脑血管疾病，是由于脑部血管突然破裂或因血管阻塞导致血液不能流入大脑而引起脑组织损伤的一组疾病，包括缺血性和出血性卒中。缺血性卒中的发病率高于出血性卒中，占脑卒中总数的 60% ~ 70%。颈内动脉和椎动脉闭塞和狭窄可引起缺血性脑卒中，年龄多在 40 岁以上，男性较女性多，严重者可引起死亡。出血性卒中的死亡率较高。调查显示，城乡合计脑卒中已成为我国第一位死亡原因，也是中国成年人残疾的首要原因，脑卒中具有发病率高、死亡率高和致残率高的特点。不同类型的脑卒中,其治疗方式不同。由于一直缺乏有效的治疗手段,目前认为预防是最好的措施,其中高血压是导致脑卒中的重要可控危险因素,因此,降压治疗对预防卒中发病和复发尤为重要。应加强对全民普及脑卒中危险因素及先兆症状的教育,才能真正防治脑卒中。

4.4.1 病因

4.4.1.1 血管性危险因素

脑卒中发生的最常见原因是脑部供血血管内壁上有小栓子,脱落后导致动脉-动脉栓塞,即缺血性卒中。也可能由于脑血管或血栓出血造成,为出血性卒中。冠心病伴有房颤患者的心脏瓣膜容易发生附壁血栓,栓子脱落后可以堵塞脑血管,也可导致缺血性卒中。其他因素有高血压、糖尿病、高血脂等。其中,高血压是中国人群卒中发病的最重要危险因素,尤其是清晨血压异常升高。研究发现清晨高血压是卒中事件最强的独立预测因子,缺血性卒中在清晨时段发生的风险是其他时段的 4 倍,清晨血压每升高 10mmHg,卒中风险增加 44% 。

颈内动脉或椎动脉狭窄和闭塞的主要原因是动脉粥样硬化。另外,胶原性疾病、高血压病动脉改变、风心病或动脉炎、血液病、代谢病、药物反应、肿瘤、结缔组织病等引起的动脉内膜增生和肥厚,颈动脉外伤,肿瘤压迫颈动脉,小儿颈部淋巴结炎和扁桃体炎伴发的颈动脉血栓,以及先天颈动脉扭曲等,均可引起颈内动脉狭窄和闭塞,或因血管破裂出血引发脑中风。颈椎病骨质增生或颅底陷入压迫椎动脉,也可造成椎动脉缺血。

4.4.1.2 性别、年龄、种族等因素

研究发现我国人群脑卒中发病率高于心脏病,与欧美人群相反。

4.4.1.3 不良生活方式

通常同时存在多个危险因素,比如吸烟、不健康的饮食、肥胖、缺乏适量运动、过量饮酒和高同型半胱氨酸;以及患者自身存在一些基础疾病如高血压、糖尿病和高脂血症。都会增加脑卒中的发病风险。

4.4.2 临床表现

中风的最常见症状为一侧脸部、手臂或腿部突然感到无力,猝然昏扑、不省人事,其他症状包括,突然出现一侧脸部、手臂或腿麻木或突然发生口眼歪斜、半身不遂;神志迷茫、说话或理解困难;单眼或双眼视物困难;行路困难、眩晕、失去平衡或协调能

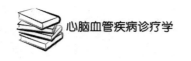

力;无原因的严重头痛;昏厥等。根据脑动脉狭窄和闭塞后,神经功能障碍的轻重和症状持续时间,分三种类型。

4.4.2.1 短暂性脑缺血发作

颈内动脉缺血表现为,突然肢体运动和感觉障碍、失语,单眼短暂失明等,少有意识障碍。椎动脉缺血表现为,眩晕、耳鸣、听力障碍、复视、步态不稳和吞咽困难等。症状持续时间短于 2 小时,可反复发作,甚至一天数次或数十次。可自行缓解,不留后遗症。脑内无明显梗死灶。

4.4.2.2 可逆性缺血性神经功能障碍

与 TIA 基本相同,但神经功能障碍持续时间超过 24 小时,有的患者可达数天或数十天,最后逐渐完全恢复。脑部可有小的梗死灶,大部分为可逆性病变。

4.4.2.3 完全性卒中

症状较 TIA 和 RIND 严重,不断恶化,常有意识障碍。脑部出现明显的梗死灶。神经功能障碍长期不能恢复,完全性卒中又可分为轻、中、重三型。

7.4.2.4 脑卒中预兆

研究发现脑卒中常见预兆依次为:

头晕,特别是突然感到眩晕。

肢体麻木,突然感到一侧面部或手脚麻木,有的为舌麻、唇麻。

暂时性吐字不清或讲话不灵。

肢体无力或活动不灵。

与平时不同的头痛。

不明原因突然跌倒或晕倒。

短暂意识丧失或个性和智力的突然变化。

全身明显乏力,肢体软弱无力。

恶心呕吐或血压波动。

整天昏昏欲睡,处于嗜睡状态。

一侧或某一侧肢体不自主地抽动。

双眼突感一时看不清眼前出现的事物。

4.4.3 检查

一般检查:通过测量人体身高、体重及血压,科学判断体重是否标准、血压是否正常。

内科检查:通过视、触、叩、听,检查心、肺、肝、脾等重要脏器的基本状况,发现常见疾病的相关征兆,或初步排除常见疾病。

脑血管造影:显示不同部位脑动脉狭窄、闭塞或扭曲。颈动脉起始段狭窄时,造影摄片时应将颈部包含在内。

头颈部磁共振血管造影(MRA)或高分辨磁共振成像(HRMRI):HRMRI 可以显示颈动脉全程,HRMRI 对粥样斑块病理成分的分析更有助。

颈动脉 B 型超声检查和经颅多普勒超声探测:为无创检查,可作为诊断颈内动脉起始段和颅内动脉狭窄、闭塞的筛选手段。颈动脉彩超可检测颈动脉结构和动脉粥样硬化斑形态、范围、性质、动脉狭窄程度等;早期发现动脉血管病变,为有效预防和减少冠心病、缺血性脑血管病等心脑血管疾病发病提供客观的血流动力学依据。经颅多普勒了解颅内及颅外各血管、脑动脉环血管及其分支的血流情况,判断有无硬化、狭窄、缺血、畸形、痉挛等血管病变。可对脑血管疾病进行动态监测。

4.4.4　诊断与鉴别诊断

4.4.4.1　诊断技术

包括神经学检查,电脑断层扫描(多数情况下没有对比增强)或核磁共振,多普勒超声和造影,主要靠临床症状,辅以成像技术。成像技术也可帮助确定卒中的亚型和原因。此外血液测试也可以帮助诊断。

4.4.4.2　症状判别

脑卒中的典型症状仅为头痛、呕吐,很容易与其他疾病混淆,可以通过"FAST"判断法:

F 即 face(脸),要求患者笑一下,看看患者嘴歪不歪,脑卒中患者的脸部会出现不对称,患者也无法正常露出微笑;

A 即 arm(胳膊),要求患者举起双手,看患者是否有肢体麻木无力现象;

S 即 speech(言语),请患者重复说一句话,看是否言语表达困难或者口齿不清;

T 即 Time(时间),明确记下发病时间,立即送医。

4.4.5　治疗

严重脑卒中可造成永久性神经损伤,急性期如果不及时诊断和治疗可造成严重的并发症,甚至死亡。卒中可分为出血性卒中和缺血性卒中,又根据发生部位有不同的

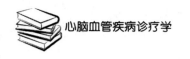

治疗方式。对其特异性的治疗包括溶栓、抗血小板治疗、早期抗凝和神经保护等,非特异性的治疗包括降压治疗、血糖处理、脑水肿和颅内高压的管理等。

4.4.5.1 药物治疗

溶栓治疗是目前公认的脑卒中最有效的救治方法,但有严格的时间窗要求(静脉溶栓限定在 4.5 小时内,动脉溶栓可以适当延长)。

对已有脑卒中合并高血压患者,在脑卒中急性期血压的控制应按照脑卒中的指南进行,对慢性或陈旧性脑卒中其血压治疗的目标一般应达到 <140/90mmHg,高血脂、糖尿病患者,其降压目标应达到 <130/80mmHg。对于脑卒中的降压治疗原则是平稳、持久、有效控制 24 小时血压,尤其是清晨血压。常用的 5 种降压药物均可通过降压而发挥预防脑卒中或短暂性缺血作用,其中钙离子拮抗剂在降低卒中风险方面具有明确的临床证据。降压药应从小剂量开始,密切观察血压水平与不良反应,尽可能将血压控制在安全范围。患者在降压治疗时应从小剂量开始,切忌降压太快,以防脑供血不足。对急性缺血性脑卒中发病 24h 内血压升高的患者应谨慎处理。

已有高血压、糖尿病、高血脂等疾病的患者有必要采取以下药物治疗:阿司匹林、β⁻阻滞剂、血管紧张素转换酶抑制剂、他汀类药物。

4.4.5.2 外科手术

颈动脉内膜切除术适用颈内动脉颅外段严重狭窄(狭窄程度超过 70%),狭窄部位在下颌骨角以下,手术可及者。颈内动脉完全性闭塞 24 小时以内亦可考虑手术,闭塞超过 24 ~ 48 小时,已发生脑软化者,不宜手术。

颅外－颅内动脉吻合术对预防 TIA 发作效果较好。可选用颞浅动脉－大脑中动脉吻合,枕动脉－小脑后下动脉吻合,枕动脉－大脑后动脉吻合术等。

4.4.6 预防

对卒中的预防遵循三级预防的策略:一级预防即针对具有脑卒中危险因素的人群,积极治疗危险因素,同时定期监测其他危险因素的发生并采取针对性措施,减少疾病发生;已经证明,禁烟、限制膳食中的盐含量、多食新鲜水果蔬菜、有规律地进行身体锻炼、避免过量饮酒可降低罹患心血管疾病的危险。此外,还需要对糖尿病、高血压和高血脂采取药物治疗,以减少心血管病危险并预防中风。二级预防即针对已发生过一次或多次卒中的患者,给与早期诊断早期治疗,防止严重脑血管病发生,常用的 5 类降压药均可用于脑卒中二级预防;对已经患有糖尿病等其他疾病的人员开展心血管疾病二级预防,这些干预措施与戒烟相结合,往往可以预防近 75% 的血管性反复发作事

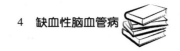

件。三级预防即对已患卒中的患者,加强康复护理,防止病情加重。

脑卒中的预防主要是危险因素的防治。控制血压对卒中预防的效果显著。对病情稳定的脑卒中患者,仍然需要长期坚持服用降压药物。

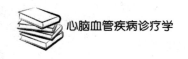

结　语

　　随着我国飞速经济发展，人们生活水平日益提高，饮食逐渐向高脂高热量靠拢。高热量食物和脂肪的摄取，大大增加了肥胖发生的机率。伴随肥胖而出现的疾病包括高血压、高血脂等等，这些疾病都使得发生心脑血管疾病的几率大大上升，甚至是正常人群发生几率的好几倍。心脑血管疾病已经成为危害我国人口健康质量的主要因素，由于缺乏运动、吸烟、饮酒、熬夜、饮食习惯不科学等等一系列不良因素增加了人们患心脑血管疾病的机率。因为心脑血管疾病严重降低了患者的生命健康质量和心理健康，对社会生产发展也会带来一定的影响，所以加强对心脑血管疾病的宣传，提高大家的预防意识，才能有效保证人们健康质量的提升。